So hilft die Natur bei Venenleiden

Dr. med. Robert Bachmann
Dr. med. A. Hildebrandt

So hilft die Natur bei

Venenleiden

Natürliche Behandlung mit Kneipp-Maßnahmen – richtiger
Ernährung – Entsäuerung – Bewegung – Atemtraining – pflanzlichen
Medikamenten.
Moderne Therapiemöglichkeiten und Operationen.

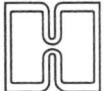 Hädecke **G**esundheit

Buchreihe »So hilft die Natur«

© Walter Hädecke Verlag, Weil der Stadt, 1999
Einbandgestaltung: Hebel Creation, München
Illustrationen: Zimmermann Grafik-Design, Stuttgart
Satz: Rund ums Buch, Rudi Kern, Kirchheim/Teck
Druck und Bindung: Oehler Offset, Stuttgart-Fellbach

Printed in Germany

ISBN 3-7750-0294-4

Inhaltsübersicht

1
Bei Venenleiden sind Sie der wichtigste Therapeut!

Wer an Venenkrankheiten leidet, ist in zweierlei Hinsicht betroffen: Zum einen stören Venenleiden nachhaltig Tag für Tag das Befinden, und zum anderen beeinträchtigen sie oft auch das Aussehen, was besonders Frauen als schmerzlich empfinden. Wer aber Venenleiden nur als Schönheitsproblem oder als lästige Begleiterscheinung des Berufsalltages abtut, der unterschätzt ihre Gefahr. Es ist nicht unvermeidlich, dass Ihnen am Ende eines Arbeitstages die Beine schmerzen. Sobald ein Venenleiden diagnostiziert wurde, muss es heißen: Behandeln, ab sofort und jeden Tag.

Übrigens: Bei jedem zweiten Venenkranken sind äußerlich keine Zeichen eines Beinleidens wie Schwellungen oder Krampfadern vorhanden! Daher sollten Sie, wenn Sie mindestens zwei Fragen im Test auf S. 10/11 mit »ja« beantwortet haben, unbedingt Ihre Ärztin oder Ihren Arzt aufsuchen und mit ihr/ihm über Ihre Symptome sprechen. Rechtzeitig etwas unternommen, kann es dabei bleiben, dass Ihre Beine trotz der Veranlagung zu Venenkrankheiten schön und gesund bleiben!

Erfreulicherweise können Sie selbst aber sehr viel für Ihre Venen tun. Wie bei so vielem, ist das notwendige Wissen über das, was Ihrem Leiden zu- und was abträglich ist, schon die halbe Behandlung.

Naturheilkunde ungeschlagen in der Venenbehandlung

Die Verfahren, die die Naturheilkunde anbietet, haben allesamt den Vorteil, dass sie nicht nur das Venenleiden bessern, sondern auch den ganzen Organismus und sogar die Psyche stärken. Das im folgenden vorgestellte 8-Punkte-Programm bringt Ihnen nicht nur schönere Beine, sondern auch neuen Schwung, und ganz nebenbei werden Sie bemerken, dass sich andere Befindensstörungen, wie z. B. chronische Kopfschmerzen, Migräne, Völlegefühl, Blähungen, Verstopfung, chronische Müdigkeit, Missstimmungen usw. bessern oder gar in Wohlgefallen auflösen.

Übrigens: mit Ihrem Interesse an Naturheilverfahren zeigen Sie, dass Sie überdurchschnittlich bemüht sind, sich selbst um ihre Krankheit zu kümmern, wie in einer aktuellen wissenschaftlichen Studie belegt wurde. Und wer könnte ein besserer Therapeut sein als Sie selbst, da Sie sich doch am besten kennen?

Venenleiden – eine ernste Krankheit

Der erste Schritt der Behandlung beginnt damit, ein Venenleiden als ernsthafte behandlungswürdige Krankheit einzustufen, der Sie Ihre Aufmerksamkeit widmen sollten. Auch, wenn Sie eine Veranlagung zu einem Venenleiden haben, sind Sie dieser Anlage nicht ausgeliefert, denn erst, wenn venenschädigende Faktoren hinzukommen, wird der Veranlagung zum Durchbruch verholfen.

Venenleiden sind heute weit verbreitet. Jede zweite Frau und jeder vierte Mann hat Krampfadern; fast jeder achte Deutsche leidet an einer chronisch-venösen Schwäche. Bei einem Prozent aller Bundesbürger ist die gefürchtete tiefe Beinvenenthrombose eingetreten, die bei 25 000 Menschen jährlich zum Tod durch Lungenembolie führt. Auch, wenn es so schlimm nicht kommt – ein chronisches Unterschenkelgeschwür ist eine sehr hartnäckige, lästige und den Alltag schwer beeinträchtigende Krankheit. Nach einer Information der Aktion Venen-Hilfe e. V. werden jedes Jahr mehr Kurmaßnahmen wegen eines Venenleidens durchgeführt als z. B. bei einem Hexenschuss oder bei Magengeschwüren.

Da die Weitervererbung der erblichen Anlage nicht zunehmen kann, sondern immer konstantbleibt, liegt die prozentuale Zunahme der Venenleiden daran, dass sich die Lebensbedingungen im Hinblick auf die Venen verschlechtern. Das bedeutet aber auch: Sie selbst können etwas tun. Wie so oft, fehlt meist nur das notwendige Know-how, das Sie jedoch mit diesem Buch erhalten.

Venenleiden sind ein Gebiet, bei dem auch die Schulmedizin die Überlegenheit der Naturheilverfahren anerkennt, sieht man einmal von der Notwendigkeit chirurgischer Eingriffe oder der Behandlung nach einer tiefen Beinvenenthrombose ab. Wann ein derartiger Eingriff ratsam und sinnvoll ist, und welche modernen Verfahren heute zur Verfügung stehen, werden Sie ebenfalls erfahren.

Abb. 1

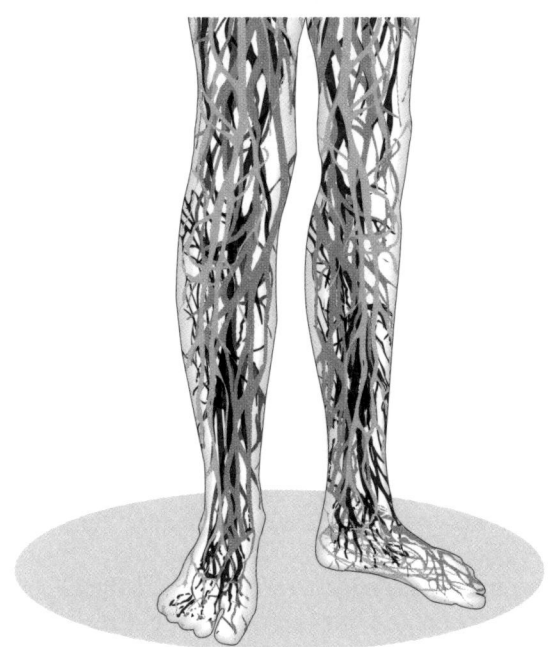

Die Blutgefäße der Beine

9

2
Checkliste: Muss ich etwas für meine Venen tun?

Bevor wir loslegen, können Sie zunächst testen, wie wichtig es für Sie ist, etwas für Ihre Venen zu unternehmen: Sie sollten die folgenden Fragen beantworten.

1. ☐ Mein Beruf erfordert überwiegend sitzende oder stehende Tätigkeit
2. ☐ Venenleiden treten in meiner Familie (Blutsverwandte) häufiger auf
3. ☐ Abends habe ich bleischwere, juckende oder brennende Beine
4. ☐ Abends sind meine Knöchel angeschwollen, passe ich nicht mehr in meine Schuhe, sobald ich sie ausgezogen habe
5. ☐ Nach längerem Stehen/Sitzen spüre ich ein Spannungsgefühl in den Beinen
6. ☐ Ich leide an Darmträgheit und Blähungen
7. ☐ Ich habe bereits einmal eine Venenentzündung gehabt
8. ☐ An meinen Beinen sind bläuliche kleine Adern (Besenreiser) und/oder dicke, gewundene Krampfadern sichtbar
9. ☐ Ich nehme die Anti-Baby-Pille
10. ☐ Ich hatte schon einmal ein offenes Beingeschwür
11. ☐ Wunden am Unterschenkel heilen bei mir sehr schlecht
12. ☐ Bei mir ist ein operativer Eingriff geplant
13. ☐ Ich bevorzuge hohe Absätze, enge Kleidung, z. B. Jeans

14 ☐ Mein Gewicht fällt etwas zu großzügig aus
(das Normgewicht in kg wird so berechnet:
Größe in cm minus 100)
15. ☐ Ich rauche oder habe lange geraucht
16. ☐ Derzeit bin ich schwanger
17. ☐ Ich bin über 60 Jahre alt

Fragen 1-6, 8, 10, 11, 13, 16: Wenn Sie bei diesen Fragen mindestens einmal mit „ja" geantwortet haben, besteht bei Ihnen eine Neigung zu venösen Veränderungen. Sie sollten etwas dagegen unternehmen.

Fragen 7, 9, 12, 14, 15, 17: Wenn Sie mindestens zweimal mit „ja" geantwortet haben, besteht bei Ihnen eine erhöhte Neigung zur Thrombose, gegen die Sie ebenfalls unbedingt etwas unternehmen sollten.

3
Venenleiden –
Was gehört dazu?

Bisher ist immer nur von »Venenleiden« die Rede. Was alles gehört dazu? In diesem Buch sollen die häufigen Venenleiden des Beines, sowie kurz auch ein Venenleiden am Enddarm, das Hämorrhoidalleiden, vorgestellt werden.

Besenreiser

Als Besenreiser werden kleine, bläuliche, wie die Reiser eines Strohbesens aussehende, kleine erweiterte Äderchen bezeichnet. Sie erscheinen meistens an den Außenseiten der Oberschenkel und im Bereich der Fußknöchel. Für sich allein genommen, sind sie harmlos, für Sie jedoch ein Alarmzeichen, dass mit Ihren Venen nicht mehr alles in Ordnung ist, und dass Sie etwas unternehmen sollten. Denn Besenreiser sind oft nur die Vorstufe zu einem ernsteren Venenleiden.

Während der Schwangerschaft treten oft Besenreiser auf, die dann aber nach Ende der Schwangerschaft wieder kleiner werden oder bisweilen ganz verschwinden. Für manche Frau ist das Erscheinen der Besenreiser sogar ein Hinweis darauf, dass eine Schwangerschaft eingetreten ist.

Krampfadern

Krampfadern sind dicke, unter der Haut hervortretende, geschlängelte Blutadern. Ihren Namen haben sie nicht von Wadenkrämpfen, sondern vom althochdeutschen Wortstamm chramp = geschlängelt, krumm, gebogen.

Abb. 2

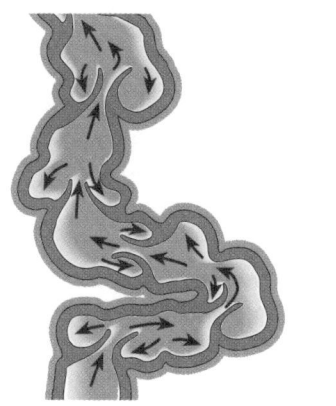 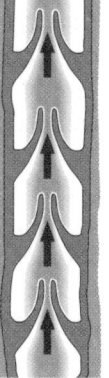

links: Krampfader

Mit Krampfadern sieht kein Bein schön aus. Das ist aber das kleinere Problem, wenn es auch allein schon sehr stören kann. Wichtiger für den Körper ist, dass in den stark erweiterten Venen viel Blut enthalten ist, das dem Kreislauf kaum zu Verfügung steht, und das immer wieder – mehr oder weniger erfolglos – in Richtung Herz transportiert werden muss.

Venen: Die »Vorratsgefäße« des Körpers

Venen werden allgemein als »Kapazitäts- (=Vorrats-) gefäße« bezeichnet, weil in ihnen das größte Blutdepot des Körpers enthalten ist. Venen enthalten dreimal so viel Blut wie die Arterien. Benötigt der Körper rasch viel Blut, dann wird es durch Zusammenziehen der Venenwand zum Herzen hin gepumpt. Solch ein erhöhter Blutbedarf kann zum Beispiel beim Aufstehen auftreten, weil dabei 500 – 800 ml Blut in den Beinen versacken.

13

Dieses Blut fehlt dann im Gehirn: Schwindel ist die Folge. Die Krampfadern können sich nicht mehr zusammenziehen und sind erschlafft. Sie können also das in ihnen angesammelte Blut dem Kreislauf nicht rasch zur Verfügung stellen. Deshalb sollten besonders ältere und schwangere Personen, die zu Schwindel beim Aufstehen neigen, unbedingt etwas für die Venen tun.

Trägheit macht das Blut dick

Daneben sinkt auch die Blutströmungsgeschwindigkeit in den gebogenen, geschlängelten Venen ab. Langsamer fließendes Blut verklumpt leichter, besonders wenn noch andere Faktoren hinzukommen, die das Blut leichter gerinnbar machen. Zu diesen Faktoren gehören das Rauchen und die Einnahme der Antibabypille (kommen beide dann auch noch zusammen, addiert sich das Risiko nicht nur, sondern es multipliziert sich!). Das Gerinnsel, das sich dann bildet, ist die bei bestimmten Situationen gefürchtete Thrombose. Ein Thrombus geht immer mit einer Entzündung der Blutgefäßwand einher, die sich in Schmerzen und Rötung bemerkbar macht, wenn sie oberflächliche Venen betrifft (s. S. 16).

Undichte Ventile

Krampfadern belasten außerdem das Kreislaufsystem. In Krampfadern, gewissermaßen »ausgeleierten« Venen, schließen die im Inneren befindlichen Venenklappen nicht mehr. Daher kann das Blut nur unter erschwerten Bedingungen herzwärts fließen, es fließt immer wieder zurück und belastet daher den Kreislauf doppelt und dreifach.

Krampfaderblutung

Weil Krampfadern oft stark hervortreten und die Venenwände schwach sind, können sie schon bei geringen Verletzungen bluten. Weil sich die Venenwände der Krampfader nicht zusammenziehen, blutet die Verletzung anfangs stark. Dennoch sollten Sie nicht allzusehr erschrecken, denn die Blutung ist für den Kreislauf nicht sehr gefährlich, weil ohnehin nur versacktes Blut in der Krampfader enthalten ist; Blut also, mit dem der Kreislauf nicht »rechnet«. Bedecken Sie die Krampfader mit Verbandmaterial aus einem Verbandpäckchen, oder mit einem frisch gebügelten Taschentuch, und suchen Sie einen Arzt auf, der die Wunde fachgerecht versorgt.

Oberflächliche Venenentzündung

Hat sich der Blutfluss in den stark geschlängelten Venen verlangsamt, so beginnt es zu verklumpen. Gefördert wird das Zusammenballen der verschiedenen Blutzellen durch ein weiteres Abschnüren der Krampfadern, z. B. durch Strumpfgummis, enge Stiefel, enge Hosen und abgewinkelte Knie (z. B. während langer Auto- und Bahnfahrten oder Flüge).

Abb. 3

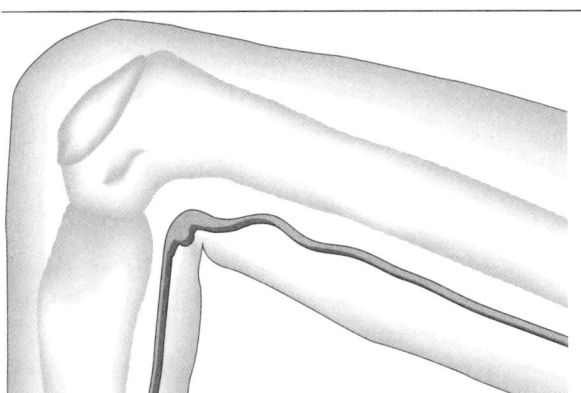

Die V. Poplitea ist abgeknickt.
Der venöse Rückfluss ist weitgehend behindert.

Gefördert wird eine Verklumpung auch durch eine erhöhte Gerinnungsneigung des Blutes, z. B. durch Rauchen und die Einnahme der Antibabypille, durch eine Übersäuerung des Blutes und durch einen erhöhten Spiegel an bestimmten Eiweißen, den Fibrinogenen. Kommt

15

noch eine veränderte Venenwand dazu, dann ist die - Gerinnung im Gefäß perfekt: Ein Thrombus (eine Thrombose) ist entstanden. Durch das Zusammenballen der Blutzellen werden Entzündungsfaktoren freigesetzt, die zu den typischen Entzündungszeichen führen: Schmerzen, Rötung, Erwärmung des Gewebes. Eine oberflächliche Venenthrombose macht sich als sog. Thrombophlebitis (Thrombo = Gerinnsel, Phleb = Vene, -itis = Entzündung) mit folgenden Symptomen bemerkbar:

● Schmerzen
● harter, geröteter, heißer Knoten oder Strang

Bei derartigen Anzeichen sollten Sie unbedingt Ihre Ärztin/Ihren Arzt aufsuchen, denn eine oberflächliche Entzündung neigt dazu, sich weiter auszubreiten, weil sie den Blutfluss ihrerseits wieder beeinträchtigt. Es muss verhindert werden, dass sich die Entzündung von der Oberfläche in die Tiefe ausbreitet und die tiefer gelegenen Venen befällt. Am besten wird dies verhindert, indem der Blutfluss gesteigert wird: Der Arzt könnte die Beine wickeln; damit bekommen die schlaffen Venen ein Widerlager, der Blutfluss verbessert sich. Darüber hinaus wird den Patienten empfohlen, zu gehen, zu gehen und nochmals zu gehen.

Eine oberflächliche Venenentzündung heilt innerhalb von etwa drei Wochen; bei starken Entzündungen kann eine Verfärbung der Haut zurückbleiben.

Übrigens bewirkt das Verfahren der Verödung von Krampfadern eine bewusst gesteuerte Entzündung der oberflächliche Venen. Der Körper verschließt als Reaktion auf die Entzündung die Krampfadern vollständig, indem die Wände verkleben.

Tiefe Venenthrombose

Eine tiefe Venenthrombose ist sehr gefährlich, denn ein Blutgerinnsel aus einer tiefen Vene wird in Richtung Herz weiter verschleppt, wenn es sich von der Venenwand losreißt. Durch das Herz gelangt es dann in den Lungenkreislauf, wo es eine Lungenarterie teilweise oder sogar ganz verschließen kann.

Dieses Ereignis wird Lungenembolie genannt. Es kann tödlich verlaufen. Wegen der Gefahr von Embolien sind Venenkrankheiten unbedingt zu behandeln. Bei der tiefen Venenthrombose muss die Behandlung vom Arzt, möglicherweise sogar im Krankenhaus, durchgeführt werden; eine strenge Bettruhe ist wichtig.

Anzeichen für eine tiefe Venenthrombose sind dumpfe, dauerhafte Schmerzen tief in der Wade oder im Oberschenkel, die das Gehen unmöglich machen. Von außen ist zunächst nichts zu sehen. Das Bein fühlt sich schwer an; erst nach einem bis drei Tagen schwillt es merklich an. das Allgemeinbefinden ist beeinträchtigt, auch die Körpertemperatur steigt etwas an.

Weil sie so wichtig sind, finden Sie die Risikofaktoren für eine tiefe Venenthrombose noch einmal zusammengefasst:

Risikofaktoren für eine tiefe Venenthrombose

- Bewegungsmangel
- Flüssigkeitsverlust (Hitze, zu geringe Trinkmenge, z. B. auf Reisen)
- Schwangerschaft, Geburt
- Pille, Rauchen
- Beinverletzungen, Knochenbrüche
- Übergewicht, Fettstoffwechselstörungen
- Alter über 40 Jahre

Unterschenkelgeschwür

Oberflächliche Phlebitis und tiefe Thrombose sind akute Venenkrankheiten; das Unterschenkelgeschwür beruht dagegen auf einer chronischen Venenschwäche. Gängigen Lehrbüchern gemäß ist es meist die Folge zurückliegender tiefer Thrombosen.

Venen führen das verbrauchte Blut zum Herzen hin. In diesem verbrauchten Blut ist alles enthalten, was zur Ausscheidung bestimmt ist und den Körper belastet. Ist der venöse Abfluss gestört, weil beispielsweise der Blutstrom durch Gerinnsel unterbrochen ist, oder weil er sich aufgrund immer wieder in den Krampfadern versackenden Blutes verlangsamt, dann verweilen die ausscheidungspflichtigen Giftstoffe zu lange im Bein. Durch den erhöhten Flüssigkeitsdruck in der Vene wird das giftstoffbeladene Blut ins Gewebe zurückgepresst. Wie in einer versumpften Wiese, kann das Gewebe nicht gedeihen. Die Haut wird dünn, die Abwehrkräfte erlahmen, und schließlich kann die Haut auf eine ganz unbedeutende Verletzung hin oder sogar ohne äußeren Anlass aufplatzen. Es liegt auf der Hand, dass ein derartig entstandenes Geschwür auch nur schlecht abheilt, wenn die Bedingungen weiterbestehen, die zu seinem Entstehen geführt haben.

Die Beingeschwüre, mit dem Fachbegriff Ulcus cruris benannt, treten überwiegend an der Haut über den Knöcheln auf. Sie sind immer Zeichen einer jahrelangen Venenkrankheit. Besonders hartnäckig sind sie, wenn noch Stoffwechselleiden, wie die Zuckerkrankheit, hinzukommen.

> Soweit dürfen Sie es nicht kommen lassen. Sie müssen schon vorher Ihre Venen pflegen! Und lassen Sie, wenn Sie an Venenkrankheiten leiden, jede auch noch so kleine Verletzung an den Unterschenkeln vom Arzt behandeln, damit daraus kein größeres Geschwür entsteht.

Chronische Schwäche des tiefen Venensystems

Auch ohne sichtbare Krampfadern und Besenreiser kann eine Venenkrankheit vorliegen. Sie verläuft dann schleichend, über Jahre unbeachtet, weil sie sich eben sehr lange nicht an äußeren Symptomen zu erkennen gibt. Hinweise sind Schwellungen, schlechter heilende Wunden, vermehrte Pigmentierung im Bein. Sie sollten darauf unbedingt achten, um dem bereits genannten Unterschenkelgeschwür vorzubeugen.

Die Zeichen für eine chronische Venenschwäche sollen hier noch einmal geschildert werden:

- Schweregefühl, Kribbeln, Müdigkeit in den Beinen. Alle drei Symptome sind nicht die unvermeidbare Folge des Arbeitsalltages, sondern sie deuten auf eine Venenschwäche hin!
- Schmerzen in den Beinen, die sich durch Bewegung bessern, sind ein Zeichen für chronische Venenschwäche. Verschlechtern sie sich allerdings beim Gehen, dann ist eine krankhafte Veränderung der Arterien wahrscheinlicher.
- Anschwellung der Knöchel im Stehen oder Sitzen, die sich im Liegen (über Nacht) zurückbildet; Schwellung der Beine, vor allem gegen Abend, bei Hitze, nach dem Vollbad.
  Eine Flüssigkeitsvermehrung von mindestens einem halben Liter ist im Bein von außen nicht sichtbar! Bei einer sichtbaren Anschwellung ist noch mehr Blut im Bein versackt. Von der Schwellung aufgrund einer Venenschwäche muss allerdings eine Schwellung aufgrund einer Herzschwäche unterschieden werden, da die Behandlung anders ist. Ihr Arzt wird dann der geeignete Ansprechpartner sein.
- Nächtliche Wadenkrämpfe

19

Das Wort »Krampfadern« kommt, wie erwähnt, nicht von »Krämpfen«. Dennoch treten bei Krampfadern häufiger auch Wadenkrämpfe auf. Das ist dann ein Zeichen des gestörten Stoffwechsels im Gewebe, weil die Abfallstoffe nicht zeitgerecht aus dem Gewebe und Blut abtransportiert werden können. Bei einem Wadenkrampf sollten Sie sich fest auf das betroffene Bein stellen oder den Vorfuß in Richtung Schienbein ziehen, den Wadenmuskel also maximal dehnen.

Wadenkrämpfe sind ansonsten, vor allem in der Schwangerschaft, ein Zeichen für Magnesiummangel oder Übersäuerung.

 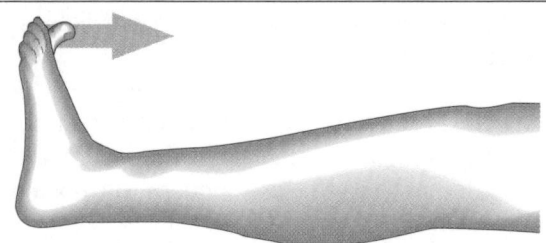

Beim Wadenkrampf den Fuß in Richtung Schienbein ziehen.

Hämorrhoiden

Die Hämorrhoiden werden hier ebenfalls erwähnt, da sie gewissermaßen Krampfadern am Darmausgang sind. Sie verhindern teilweise, dass der empfindliche Schließmechanismus des Afters korrekt funktioniert; teilweise ist auch die Reinigung erschwert. Dadurch zu erklären ist der Juckreiz. Auch in Hämorrhoiden kann eine Thrombose eintreten, die sich durch starke Schmerzen bemerkbar macht. Andere Anzeichen für Hämorrhoiden sind hellrote Blutauflagerungen auf dem Stuhl; je nachdem, wo die Hämorrhoiden gelegen sind, auch mit begleitenden Schmerzen. Bei Blutungen sollten Sie unbedingt den Arzt aufsuchen, der ausschließen muss, dass die Blutung von weiter oben im Darm kommt und eine andere Ursache hat.

4
Warum behandeln?

Aus dem bisher Gelesenen haben Sie bereits erkannt, dass Venenleiden keineswegs nur ein kosmetisches Problem sind. Unbedingt verhindert werden soll durch die rechtzeitige Behandlung einmal eine Thrombose, die bis zur gefährlichen Lungenembolie ausarten kann, und vor allem auch eine chronische Venenschwäche, die zu äußerst hartnäckigen Unterschenkelgeschwüren führt. Je früher die Behandlung einsetzt und je konsequenter Sie am Ball bleiben, desto besser für Ihre Venen und auch für das Aussehen Ihrer Beine! Nur Besenreiser und Krampfadern, die in der Schwangerschaft auftreten, bilden sich anschließend etwa innerhalb eines halben Jahres meist wieder vollständig zurück. Ansonsten verschwinden Krampfadern nicht mehr von selbst, wenn sie erst einmal entstanden sind.

Sie können aber die weitere Verschlechterung bremsen oder sogar verhindern, auch wenn Sie eine Veranlagung zu Venenleiden geerbt haben. Und auch im Anschluss an eine Verödung oder an einen chirurgischen Eingriff können Sie alles dazu beitragen, um die neu erworbene Schönheit und Gesundheit Ihrer Beine dauerhaft zu erhalten. Und das kann Ihnen auch niemand abnehmen!

5
Wie entstehen Venenleiden?

Um besser zu verstehen, was Sie gegen Ihr Venenleiden unternehmen können, wollen wir die Entstehung der Venenerkrankung detaillierter darstellen.

Arterien und Venen: Ungleiche Schwestern

Das Herz pumpt kraftvoll sauerstoff- und nährstoffreiches Blut durch die Schlagadern, die Arterien. Die Arterien verästeln sich in immer kleinere Blutgefäße, die schließlich haarfein werden. Diese Haargefäße (Kapillaren) enden in der Zwischenzellsubstanz und geben dort Sauerstoff und Nährstoffe an die Zellen ab. Die Zellen verarbeiten das Angebot zu Energie und bestimmten Hormonen oder anderen zellspezifischen Stoffen; bei diesem Vorgang fallen Abfallstoffe an. Sie werden wieder gesammelt und in Kapillaren an die Venen weitergeleitet. In den Venen ist also sauerstoff- und nährstoffarmes Blut enthalten, sowie die Schlackenstoffe. Kleine Venen vereinigen sich zu größeren, bis sie schließlich über die großen Hohlvenen, die durch den Bauchraum verlaufen, wieder ins Herz gelangen. Von dort aus gelangen sie in die Lungenstrombahn. In den Lungen wird die von den Zellen gebildete Kohlensäure abgegeben und Sauerstoff aufgenommen. Die Abfallstoffe werden von den geeigneten Organen (Niere, Lunge, Haut, Leber/-Gallensystem) verarbeitet und ausgeschieden.
Während die Arterien, die Schlagadern, eine kräftige Muskelwand besitzen, können die Venen nur mit einer eher dünnen Wand aufwarten. Sie verlaufen aber oft gemeinsam mit der Arterie in einer straffen Bindegewebs-

scheide, so dass sich das Pulsieren der Arterie auch auf die Vene überträgt und so der Blutstrom aufrechterhalten wird.

Beim Menschen ergibt sich aus der aufrechten Körperhaltung das besondere Problem, dass das venöse Blut entgegen der Schwerkraft etwa einen bis eineinhalb Meter bis zum Herzen transportiert werden muss. Damit das Blut, das von der arteriellen Pulsation in der Vene weitergepresst wurde, nicht wieder zu den Füßen hinunterfällt, sind in den Venen kleine Ventile, die Venenklappen, eingebaut (Abb. 2, Seite 13). So kann das Blut nur bis zur nächsten Venenklappe zurückfließen.

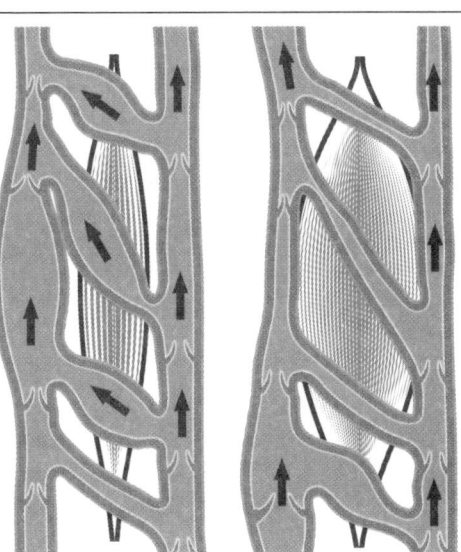

Abb. 5

Hohe Absätze legen die Muskelpumpe in der Wade lahm.

Die zweite Pumpe in der Wade

Die fortgeleitete Pulsation der Arterie reicht allerdings bei weitem nicht, um den Rückfluss des venösen Blutes zu unterhalten. Dazu ist noch weitere Muskelkraft notwendig, und die kommt aus den Muskeln der Umge-

23

bung. Das sind im Bein die Fußheber, die Waden- und Oberschenkelmuskulatur. Wissenschaftler sprechen ganz ernsthaft vom zweiten Herz in der Wade, das im venösen Kreislauf die gleiche Bedeutung hat wie das Herz für den arteriellen Kreislauf. Werden die Muskeln aktiviert, dann verdickt sich ihr Muskelbauch und drückt damit das Blut herzwärts (Abb. 5). Liegen die Venen an einem festen Widerlager, funktioniert das auch sehr gut. Kritischer ist es, wenn die Venen dem Muskeldruck ausweichen können, wie es in der Haut der Fall ist. Dann ist die Muskelarbeit weniger effektiv, und nur kleine Muskelbewegungen laufen sozusagen ins Leere. Unter anderem deswegen sind die in der Haut gelegenen Venen besonders anfällig für ein Aussacken.

Abb. 6

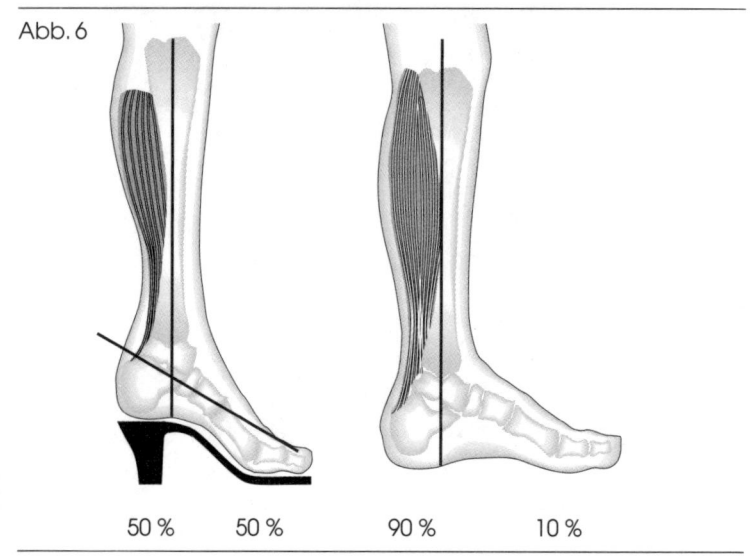

50 %   50 %   90 %   10 %

Schuhwerk mit hohen Absätzen ist für Venenkranke ungeeignet, weil es das zweite Herz in der Wade außer Kraft setzt. Achten Sie einmal darauf, wenn Sie zierlich auf hohen Hacken stöckeln: Man geht damit, als habe man vom Knie abwärts ein Holzbein. Die Wade wird praktisch nicht bewegt und kann kein venöses Blut in

Richtung Herz pumpen. Gehen Sie, so oft es geht, ohne Schuhe (auf warme Füße achten!), möglichst auf weichem Untergrund wie Waldboden, Watt, Gras usw.

»Klimaanlage« Venen

Die Venen der Haut haben aber neben dem Rücktransport von verbrauchtem Blut noch eine zweite Funktion: Sie dienen dem Wärmeaustausch. Sobald die Körpertemperatur zu hoch zu werden droht, bringen die Hautvenen viel Blut an die Körperoberfläche, damit so die Wärme abstrahlen kann. Bei Wärme können Sie selbst beobachten, wie zum Beispiel die Venen Ihrer Handrücken deutlich zutage treten.

Muskelarbeit und Wärme sind also Faktoren, welche die Venenfunktion beeinflussen.

Was bewirkt die Veranlagung?

Ein ganz wichtiger Punkt bei der Entstehung von Venenleiden ist, wie schon erwähnt, die Veranlagung. Eine Anlage zur Bindegewebsschwäche wirkt sich auf die Festigkeit der arteriovenösen Blutgefäßumhüllungen aus, sowie auf die Qualität der Venenwände selbst. Sie sind dann schlaffer und reagieren nachgiebiger auf Überdehnung. Durch eine Veranlagung wird aber auch die Gefäßreaktion auf eine Blutgerinnselbildung heftiger, so dass die Entzündung stärker ausfällt. Bezieht die Entzündung Venenklappen mit ein, so verändern sie ihre Form und schließen nicht mehr ausreichend. Aber auch eine ausgesackte Venenwand verhindert, dass die Klappen ordnungsgemäß schließen.

Knick in der Vene

Nicht zu unterschätzen ist der Risikofaktor „Beeinträchtigung der Blutflusses durch Strangulation von außen": Weil der Druck in den Venen viel niedriger liegt als in den Arterien, lassen sie sich viel leichter von außen zusammendrücken. Ein strammes Gummi im Kniestrumpf, ein eng sitzender hoher Stiefel, eine Röhrenjeans, ein stundenlang abgeknicktes Bein während einer Urlaubsreise genügen, um den Blutstrom in der erschlafften Vene zu unterbrechen (s. Abb. 3, Seite 15). Stehendes Blut, veränderte Gefäßwand und vielleicht noch erhöhte Gerinnungsneigung – das sind die Faktoren, die zur Thrombose führen.

Oberflächliche und tiefe Venen

Streng genommen, gibt es im Bein zwei venöse Systeme: die oberflächlichen Venen und die tiefen. Die tiefen Venen sammeln 90% des venösen Blutes, das aus dem Bein kommt. Daraus wird die große Bedeutung der tiefen Venen deutlich, und daraus wird auch klar, warum sich eine Veränderung der tiefen Venen viel schwerer auf das Bein auswirkt als eine Veränderung der oberflächlichen Venen.

Die oberflächlichen Venen bestehen aus der großen und der kleinen Rosenader, die über etwa 150 Verbindungsvenen entsprechende Abflüsse zu den tiefen Beinvenen haben.

Weil 90% des venösen Blutes im Bein über die tiefen Beinvenen abfließt, kann man die Rosenadern bei einer Operation vollständig opfern, wenn sie durch Krampfadern erweitert sind. Viele Patienten wundern sich, wenn sie erfahren, dass bei einer Krampfaderoperation die gesamte Vene vom Fuß bis in die Leistenbeuge herausgezogen wird (Fachbegriff: Stripping). Sie ist aber tatsächlich für den Kreislauf entbehrlich.

Abb. 7

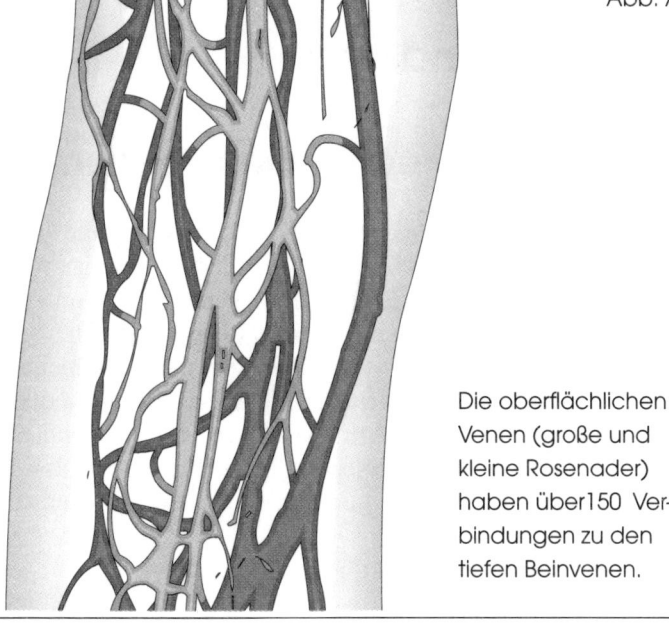

Die oberflächlichen Venen (große und kleine Rosenader) haben über150 Verbindungen zu den tiefen Beinvenen.

Faktoren, die Venenleiden fördern – Zusammenfassung:

- Veranlagung
- Bewegungsarmut
- Sitzen (Abknicken der Venen in Knie und Hüfte, Versacken des Bluts im Unterschenkel)
- Stehen (Versacken des Blutes im Unterschenkel, mangelnde Bewegung)
- Einengende Kleidung (Abknicken, Zudrücken der Venen), hohe Absätze (Beeinträchtigung der Muskelpumpe)
- Erhöhte Gerinnbarkeit des Blutes (Nikotin, Medikamente, z. B. Antibabypille, erhöhter Spiegel an bestimmten Eiweißstoffen)
- Übergewicht
- Abflussstörungen des Blutes im Bauchraum (Darmträgheit, Blähungen)
- Schwangerschaft

6
Behandlung

Venengerecht leben – Venentips

Sie sind venenkrank? Da gibt es eine gute und eine schlechte Nachricht. Die schlechte: Von dem Tag an, an dem Sie diese Diagnose kennen, müssen Sie sich umstellen auf ein venengerechtes Leben. Denn die Neigung zur Venenkrankheit kann Ihnen niemand und nichts sonst nehmen. Die gute Nachricht: Wenn Sie konsequent etwas tun, dann kommt das Ihrer Venengesundheit, der Schönheit Ihrer Beine und auch Ihrem gesamten Organismus zugute. Sie können Komplikationen selbst aktiv vermeiden!

Die erste und wichtigste Empfehlung lautet: viel die Beine »vertreten«, viel bewegen! Die Muskelpumpe drückt die Venen aus wie einen Schwamm, so dass das in den Venen gestaute Blut weitergeleitet wird. Dadurch verbessern sich die Verhältnisse im Gewebe enorm, seine Funktion gesundet wieder, weil die Abfallstoffe abtransportiert werden. Weil sich weit weniger Flüssigkeit in den Beinen staut, werden die Waden wieder schlanker, sie ermüden nicht mehr so schnell, das Schweregefühl lässt nach.

Pflegen Sie die Wadenpumpe!

Schon eine ganz einfache Maßnahme verbessert stark die Wirkung Ihrer Wadenpumpe: Steigen Sie um auf flachere Absätze, setzen Sie den Fuß mit der Ferse auf, und rollen Sie gut über den Vorfuß ab. (vgl. Abbildung 6, Seite 24).

Dann: Prüfen Sie einmal, wo Sie einen Extra-Fußweg einlegen könnten. Ein paar Treppen steigen, statt den Aufzug zu nehmen. Eine Haltestelle früher aussteigen, später lassen Sie dann sogar zwei Haltestellen aus. Radeln Sie, oder treffen Sie sich mit Freundinnen und

Freunden zur Gymnastik. Das muss kein Fitnessstudio sein – im Verein ist es genauso lustig und kostet weniger.

Weg mit den Pölsterchen

Neben dem inneren Schweinehund ist es oft ein Pölsterchen, das von der Bewegung abhält. Deshalb ist es für alle Venenpatienten ratsam, das Normalgewicht anzustreben. Sie fühlen sich auch gleich viel jünger! Machen Sie aber nicht den Fehler, dass Sie zu viel auf einmal wollen. Wenn Sie mit einem ehrgeizigen Bewegungspensum beginnen, um gleichzeitig etwas für die Venen und für Ihr Gewicht zu tun, dann kann es schnell zuviel werden. Das ist der häufigste Fehler, warum ein Bewegungsprogramm schnell wieder verlassen wird! Erst kommen Sie im Gymnastiksaal ordentlich aus der Puste, damit Sie auch schnell einen Erfolg sehen. Dann können Sie sich vor Muskelkater bis zum nächsten Termin kaum rühren, und das ist oft dann schon das Ende. Fangen Sie ganz langsam an! Schreiben Sie auf, wieviel Sie sich bis heute üblicherweise bewegen, und steigern Sie das erst einmal um 10 – 20 %. Auch wenn Ihnen das erst einmal keinen Erfolg zu bringen scheint. Wichtiger als der schnelle Erfolg ist die Konsequenz!

Schwimmen – eine Wohltat für die Venen

Schwimmen ist für Venenkranke der ideale Sport. Verzichten sollten Sie allerdings auf Wassertemperaturen über 28 °C, da sich die Venen sonst erweitern. Schwimmen ist deshalb so nützlich, weil das Wasser das Bein gewissermaßen von außen massiert und die Bewegung den Blutstrom weiter fördert.

Gymnastikprogramm für Ihre Venen

Eine spezielle Gymnastik sollten Sie erlernen, mit der Sie gezielt die Muskelpumpe betätigen. Diese wichtige Übung können Sie immer einmal im Arbeitsalltag zwischendurch absolvieren; Ihre Kunden oder Mitarbeiter brauchen davon gar nichts zu merken. Wann immer Sie daran denken, sollten Sie eine solche Übung dazwischenlegen!

Zweierlei Arten von Bewegungen werden unterschieden: Die Muskelbewegung, die sichtbar ein Gelenk bewegt und die, die „unsichtbar" den Muskel anspannt, ohne dass eine Bewegung im Gelenk stattfindet. Ein Beispiel für eine derartige „isometrische" Muskelbewegung ist das Anspannen des Bizeps am Arm, um mit den Muskeln zu prahlen: Der Muskelbauch wird sichtbar, ohne dass das Ellbogengelenk bewegt wird.

Gerade die isometrischen Übungen sind es, die Sie jederzeit unsichtbar an Ihrem Arbeitsplatz ausüben können. Die anderen nehmen Sie für zu Hause.

Zehenstand

Sie stehen mit beiden Füßen fest auf dem Boden. Nun steigen Sie in den Zehenstand und senken die Fußsohlen wieder ab. (Abb. 8)

Abb. 8

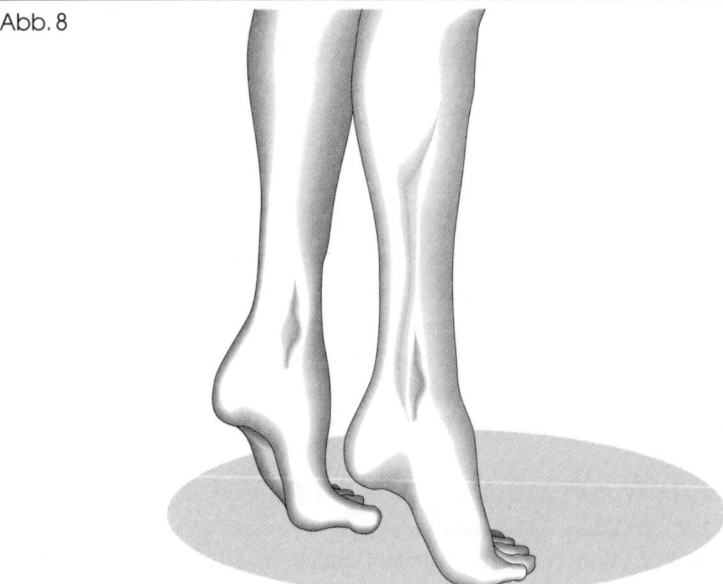

Der Zehenstand trainiert die Wadenmuskeln.

Radfahren im Liegen

Legen Sie sich auf den Rücken, und gehen Sie in die Kerze. Machen Sie nun ohne große Anstrengung Radfahrbewegungen in der Luft (Abb. 9).

Abb. 9

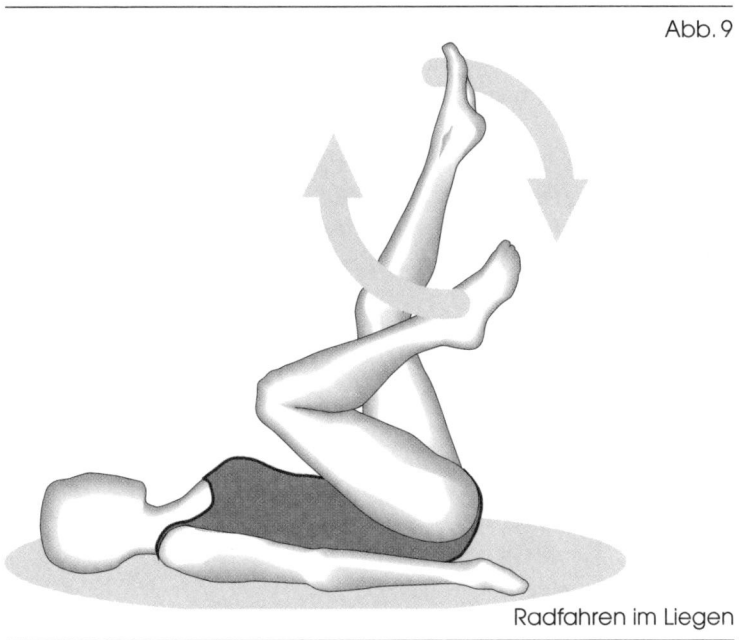

Radfahren im Liegen

»Nähmaschinen-Treten«

Früher gab es Nähmaschinen, die man über ein Tretbrett mechanisch antrieb. Nähen Sie jeden Tag ein imaginäres Zirkuszelt mit einer solchen Nähmaschine!

Wadenmuskulatur dehnen

Ziehen Sie Fußzehen und -rücken in Richtung Schienbein hoch – wieder ablegen (diese Übung sollten Sie mit Nachdruck machen, wenn Sie einen Wadenkrampf haben, vgl. Abb. 4, Seite 20).

Isometrisch – unsichtbar – können Sie sowohl im Sitzen als auch im Stehen die Wadenmuskulatur anspannen. Auch das fördert den Blutstrom aus den Beinen heraus in Richtung Herz.

Im Fußgelenk rollen

Kreisen Sie im Sitzen mit dem Fuß im Sprunggelenk. Im Liegen ist das eine hervorragende Übung, um das Bein nach einem langen Tag abzuschwellen: Heben Sie in Rückenlage die Beine an, und kreisen Sie nun mit den Füßen in den Sprunggelenken. Beide Maßnahmen gemeinsam verstärken die abschwellende Wirkung und sind sehr angenehm.

Lieber laufen und liegen statt sitzen und stehen

Sie sollten generell möglichst viel laufen und liegen, wenig sitzen und stehen. Legen Sie, so oft es geht, die Beine hoch! (Abb. 10)

Abb. 10

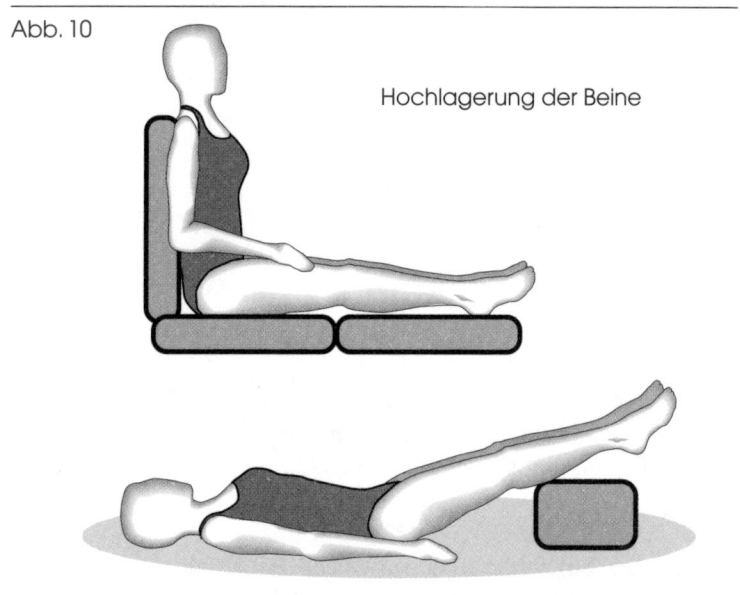

Hochlagerung der Beine

Ob Sie das im Büro tun können, sollten Sie vielleicht vorher lieber mit Ihrem Chef klären (aber sagen Sie ihm doch, dass dann mehr Blut zum Gehirn fließt und Sie viel besser denken können! Und dass Sie mit Ihrer Venenpflege Ihre Arbeitskraft erhalten!). Wenn sich Sitzen

Abb. 11

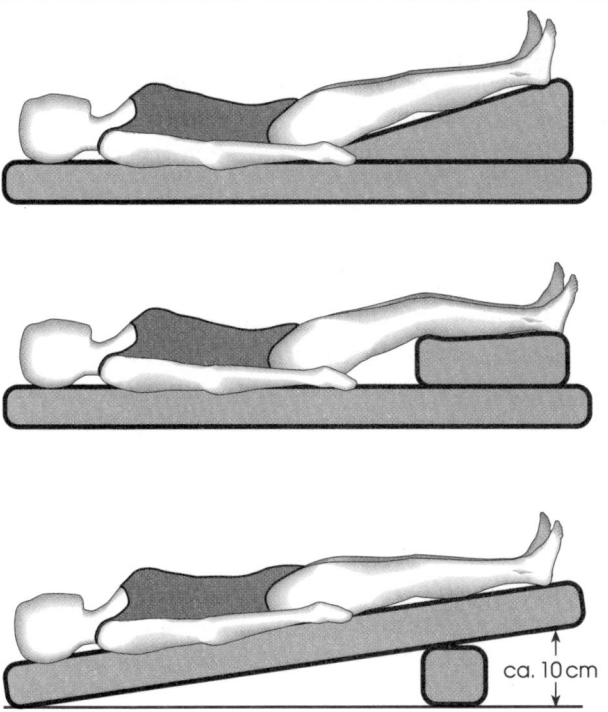

ca. 10 cm

Beinlagerung bei Nacht

und Stehen nicht vermeiden lassen, sollten Sie regelmäßig Ihre Venengymnastik durchführen.

Sie können sich eine Fußstütze besorgen, aber auch einen Sitzkeil (dann sind die Oberschenkel weniger stark abgewinkelt, das Blut kann besser fließen) oder einen Pezzi-Ball zum Sitzen. Sitzkeil und Pezzi-Ball bekommen auch Ihrem Rücken sehr gut. Beides erhalten Sie im orthopädischen Fachhandel. Vom Ball als ständiger Sitzgelegenheit wird in letzter Zeit zwar wieder eher etwas abgeraten, für zwischendurch ist er jedoch gut geeignet. Es gibt Exemplare mit Noppen, die verhindern, dass der Ball im gesamten Großraumbüro herumkollert.

Ihr Bett können Sie sich am Fußende erhöhen, z. B. indem Sie 10 cm hohe Holzklötze unter die Bettfüße stellen (Abb 11).

Hitze lieben die Venen nicht

Vermeiden Sie übermäßige Wärme, wo immer es geht. Die Venen dienen als Klimaanlage des Körpers; wird es im Körper zu warm, dann wird die Wärme über die erweiterten Venen nach außen abgegeben. Eine Erweiterung sollten Sie jedoch verhindern.

Verzichten Sie daher auf heiße Sonnenbäder (auch auf der Sonnenbank) und heiße Voll- oder Fußbäder. Mit der Sauna sollten Sie vorsichtig umgehen. Sie brauchen nicht ganz darauf zu verzichten, weil das anschließende kalte Tauchbad (die kalte Dusche) ein Venentraining ist. Begnügen Sie sich aber mit der mittleren Bank, und legen Sie sich hin, lassen Sie nicht die Beine herabhängen. Sichtbare Krampfadern können Sie mit einem kühlen, feuchten Tuch abdecken.

Für Venen ist Enge ungemütlich

Weil in den Venen ein geringerer Blutdruck herrscht als in den Arterien, werden Venen viel leichter zusammengedrückt. In den Gebieten darunter staut sich dann das Venenblut und trägt dazu bei, dass schwache Venenwände noch schneller ausleiern.

Vermeiden Sie einengende Kleidung. Wählen Sie Ihre Garderobe z. B. sorgfältig, wenn Sie eine längere Auto- oder Bahnfahrt unternehmen – eine figurbetonte Hose schnürt im Sitzen die Venen auf Leistenhöhe ab; eine Jeansröhre behindert noch dazu die Durchblutung ab der Kniekehle. Auch Bodies oder Slipgummis können die Durchblutung empfindlich beeinträchtigen, ebenso wie enge Strümpfe oder Stiefel.

Auf Reisen – auch im Flugzeug – sollten Sie unbedingt Bewegungspausen machen. Essen Sie nicht zu schwer, damit nicht noch ein voller Darm den venösen Fluss stranguliert. Trinken Sie reichlich Flüssigkeit, und verzichten Sie während der Reise möglichst ganz auf das Rauchen. Isometrische Beinübungen können Sie auch auf engem Raum machen!

Schlanker Bauch – guter Venenabfluss

Ein Abschnüren der Venen muss aber nicht nur im Bereich des Beines selbst, sondern auch in ihrer weiteren Verlaufsstrecke bis zum Eintreffen im Herzen vermieden werden. Wie Sie das erreichen?

Die großen Venen passieren den Bauchraum. Und selbst beim lockersten Kleid, bei der bequemsten Hose, liegt oft der Blutfluss im Bauchraum sehr im Argen. Blähungen, Verstopfung, ein müder, überlasteter Darm, drücken auf die Umgebung, worunter die Venen mit ihrem Niederdruck schnell leiden (Abb. 12); sie werden stranguliert, und das Blut staut sich in die Beinen zurück. Tips für Venenkranke sind daher unvollständig, wenn diese Tatsache nicht ebenfalls berücksichtigt wird.

Abb. 12

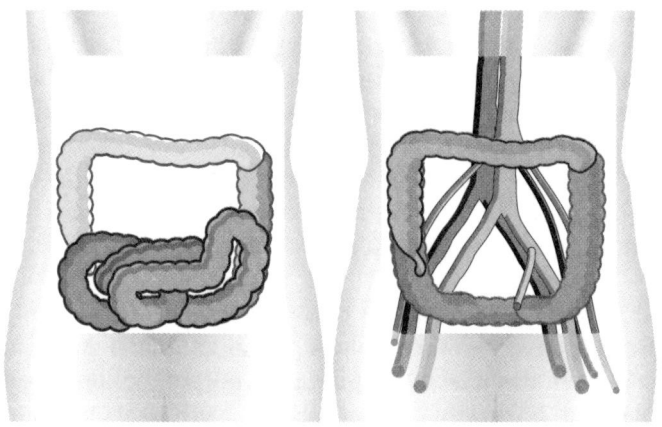

Ein müder, überlasteter Darm drückt auf die Venen in seiner Umgebung

Im Normalfall belastet der Dickdarm den Blutfluss im Bauchraum nicht

Träger Darm – träger Blutfluss

Sie sollten alles unternehmen, um Blähungen und Darmträgheit zu vermeiden. Eher ungeeignet dazu sind Medikamente, auch wenn sie pflanzlicher Natur sind. Das verbreitete Übel Darmträgheit/Verstopfung sollte an der

Wurzel angepackt werden: Der Darm ist regelmäßig wegen einer Überlastung müde; daher macht es keinen Sinn, ihn mit Abführmitteln zu traktieren. Er sollte entlastet werden, wozu sich die Mayr-Kur hervorragend bewährt hat. Mit dieser Kur tun Sie sich nicht nur in Hinblick auf die Venen etwas Gutes: der Darm wird regeneriert und kann seinen Stoffwechselaufgaben besser nachkommen, sowie Blut und Gewebe entsäuern. Die Durchblutung im Bauchraum wird gefördert, das Blut wird dünnflüssiger – alles Faktoren, die ein Venenleiden verbessern und den Organismus insgesamt stärken. Ein kurzer Überblick über die Mayr-Kur*) ist auf Seite 46 gegeben. Mehr darüber erfahren Sie im Buch »Fasten, Entgiften, Wohlfühlen« vom selben Autor im Hädecke Verlag.

Keine schweren Lasten tragen!

Wenn Sie schwere Lasten tragen, wird durch die erhöhte Anstrengung (bemerkbar an der »Pressatmung«) der venöse Abfluss im Bauchraum beeinträchtigt. Benutzen Sie Hilfsmittel, z. B. einen Einkaufsroller oder – für die Getränkekisten – eine Karre. Ein Rucksack hilft dabei, Lasten gut auf dem Rücken zu verteilen und die Pressatmung zu vermeiden.

Passen Sie auf Ihre Knöchel auf!

Bei chronischer Venenschwäche leidet zuerst und am stärksten das Gewebe um die Knöchel herum, weil hier der höchste Gewebedruck an verbrauchtem Blut herrscht. Sie sollten in diesem Bereich unbedingt Verletzungen vermeiden. Das bedeutet u. U. Verzicht auf verletzungsgefährdete Sportarten; beim Wandern sollten Sie Wanderstiefel, keine Halbschuhe tragen (die Sohle sollte möglichst elastisch sein, damit Sie gut abrollen können).

Kneipp-Maßnahmen

Was tun, wenn nun aber die Beine schmerzen, kribbeln und angeschwollen sind? Sehr erleichternd wirken hier Kneipp-Maßnahmen. Unter den über hundert Anwendungen, die Pfarrer Kneipp beschrieb, sind es vor allem die Kaltwasseranwendungen, die bei Venenleiden rasche Linderung bringen. Zunächst aber eine Warnung: Das Trockenbürsten sollten Sie vermeiden. Venenpatienten bürsten zwar gerne ihre Haut, weil das Kribbeln dann nachlässt. Es beansprucht aber die Haut zu stark, die wegen der schleichenden Vergiftung von innen nicht mehr sehr widerstandsfähig ist.

Kneipp-Strümpfe

Am Ende eines langen Arbeitstages sind Kneipp-Strümpfe eine Wohltat. Ein Set Kneipp-Strümpfe besteht aus einem Paar langer Leinenstrümpfe und einem Paar wollener Strümpfe (in einer Länge von ca. 50 und 70 cm fertig zu kaufen, s. Anhang).

Die Leinenstrümpfe werden in handwarmes Wasser getaucht, leicht ausgewrungen und übergestreift. Darüber kommen die Wollstrümpfe, um alles zu fixieren. Lassen Sie die Strümpfe aber nicht länger als 15-20 Minuten am Bein, denn sonst kommt es zur Erwärmung, die Venen stellen sich weit, und das gerade wollen Sie ja verhindern.

Fuß- oder Beinwickel

Im Haushalt eher verfügbar ist ein Wickel. Ein Original-Kneipp-Wickelset besteht aus einem Leintuch (innen), das mit kaltem Wasser angefeuchtet wird, einem Baumwolltuch und einem Wolltuch. Das Baumwolltuch überragt das Leintuch, das Wolltuch soll die Haut nicht berühren, weil es nicht heiß gewaschen werden kann.

Machen Sie sich abends oder bei angeschwollenen Beinen einen solchen Wickel. Das Leintuch soll glatt anliegen, damit die Kälte überall gleichmäßig an die Haut vermittelt wird.

Etwas länger hält die kühlende Wirkung an, wenn Sie den Wickel in Lehm- oder Heilerdewasser anfeuchten oder mit kühlem Quark bestreichen, dann hat er zusätzlich eine hautpflegende Wirkung.

Sehr wirksam ist der Rosskastanien-Wickel (s. Seite 54). Die Inhaltsstoffe der Rosskastanie wirken gefäßabdichtend und abschwellend und haben sich sehr in der Venenbehandlung bewährt.

Kniheguss

Eine weitere Erste-Hilfe-Maßnahme ist der kalte Knieguss. Sie sollten ihn jedoch nicht nur bei Beschwerden, sondern regelmäßig, beispielsweise immer beim Duschen, anwenden, weil er die Venen trainiert. Der Kaltreiz bewirkt ein Abschwellen des Gewebes und ein Zusammenziehen der Venen, soweit dies noch möglich ist.

Abb. 13

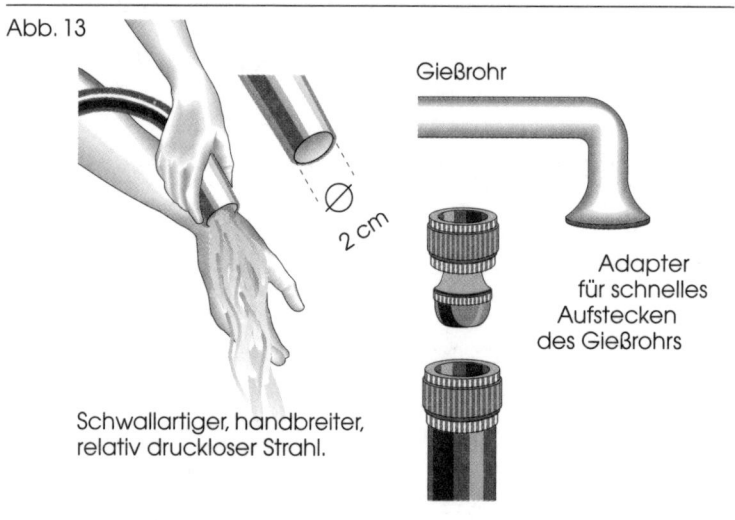

Gießrohr

Ø 2 cm

Adapter
für schnelles
Aufstecken
des Gießrohrs

Schwallartiger, handbreiter,
relativ druckloser Strahl.

Für Kneipp-Güsse bewährt sich ein spezielles Gießrohr (Abb. 13), denn die therapeutische Wirkung soll nicht durch den Wasserdruck erzielt werden, sondern ausschließlich durch die Temperaturwirkung des Wassermantels, der das in den Guss einbezogene Körperteil um-

38

hüllt. Sie können aber auch einen ca. 1,5 m langen, $^3/_4$ Zoll starken Gummischlauch nehmen. Der normale Duschbrausekopf ist ungeeignet!

In Anbetracht der Tatsache, dass Venenkranke auf Dauer etwas für ihre Venen tun müssen, ist die Anschaffung eines Gießrohres vernünftig. Mit einem Steckadapter können Sie Gießrohr und normalen Brausekopf rasch auswechseln.

Für den Guss stellen Sie sich in die Dusch- oder Badewanne. Sorgen Sie dafür, dass das Wasser frei abfließen kann (denn Sie bzw. Ihr Körper sollten unter keinen Umständen auskühlen).

Gießen Sie kühles bis kaltes Wasser vom rechten Fußrücken außen aufwärts bis handbreit über das Knie, verweilen Sie dort kurz, und gehen Sie über die Innenseite wieder zurück zum Fuß.

Abb. 14

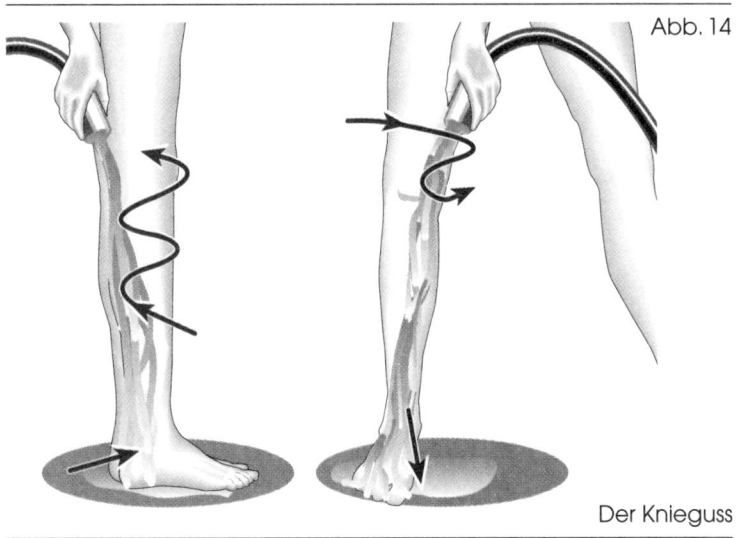

Der Knieguss

Wiederholen Sie diesen Vorgang am linken Bein. Anschließend werden die Fußsohlen abgegossen. (Abb. 14) Trocknen Sie Beine und Füße ab, und legen Sie unbedingt die Beine hoch, oder bewegen Sie sich danach sofort.

Wichtig: Wenn Sie einmal kalte Beine und Füße haben, sollten Sie den kalten Guss aufschieben. Auf eine kalte Haut dürfen Sie keine kalte Anwendung geben. Morgens nach dem Aufstehen sind die Beine in der Regel warm – ein gute Zeit für den Guss. Auch angeschwollene Beine abends fühlen sich oft heiß an, dann können Sie bedenkenlos einen Guss anwenden. Wenn Sie allerdings den guten Rat befolgen, den Kniguss in Ihr tägliches Venenpflege-Programm aufzunehmen, wenn Sie ihn also unabhängig von Beschwerden durchführen, sollten Sie daran denken: Immer nur auf warme Haut!

Und noch ein Tip: Meistens kommt erst einmal kaltes Wasser aus der Leitung, bis es endlich angenehm warm wird. Vergeuden Sie dieses wertvolle kalte Wasser nicht, sondern nutzen Sie es für einen kalten Wadenguss!

Schenkelguss

Beim Schenkelguss verfahren Sie ebenso wie beim Kniguss, nur gehen Sie den gesamten Oberschenkel hinauf; auch hier immer zuerst am rechten Bein – erst die unempfindlichere Außenseite, dann die empfindlichere Innenseite, dann das linke Bein ebenso. (Abb. 15)

Abb. 15

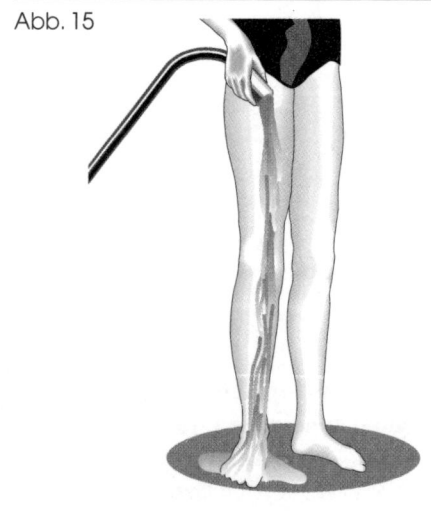

Der Schenkelguss: Gießen, nicht spritzen; ein Wassermantel hüllt das Bein ein.

Wassertreten

Eine kurze Schrecksekunde oder sofortiger Wohlfühl-effekt – auf jeden Fall empfinden Venenpatienten das Wassertreten im kühlen Wasser als sehr angenehm. Auch hier bewirkt die Kälte, dass sich die Venen zusammen-ziehen und der Abtransport des verbrauchten Blutes ver-bessert wird. Regelmäßig angewandt, verbessert es nicht nur die Entschlackung des Beines und die Regulations-fähigkeit der Beinvenen, sondern es steigert auch die Wi-derstandsfähigkeit gegen Infekte und macht weniger an-fällig gegenüber Kopfschmerzauslösern.

Aber auch hier gilt: Wassertreten nur bei warmen Füßen und Beinen! Vorsicht sollten Sie walten lassen, wenn Sie zu Harnwegsinfekten neigen; Sie sollten dann nur kurz (2–5 Min.) Wassertreten und immer darauf achten, dass Sie sich anschließend wieder gut erwärmen. Auch bei schmerzhafter oder starker Monatsblutung vorsichtig be-ginnen, am besten erst einige Tage lang Knie- oder Schen-kelgüsse anwenden und dann, wenn Sie den Kaltreiz schon besser gewöhnt sind, auch Wassertreten anwenden. Sie benötigen für das Wassertreten einen Waschzuber oder zwei größere Eimer; Sie können aber auch die

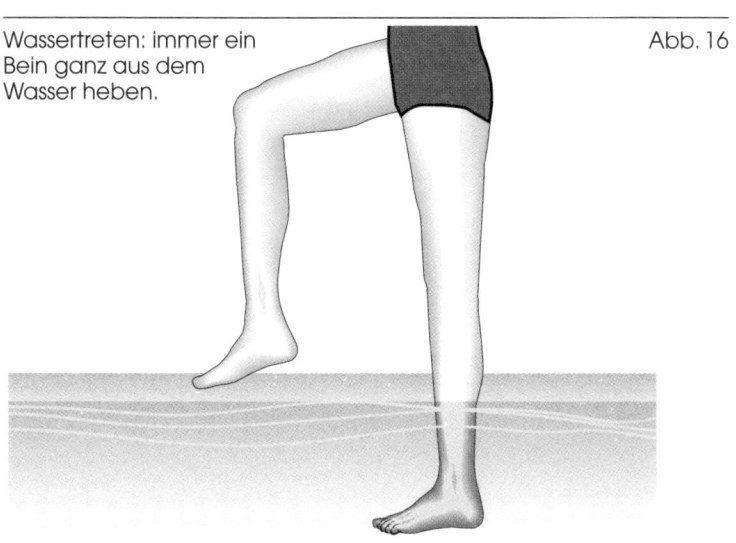

Wassertreten: immer ein
Bein ganz aus dem
Wasser heben.

Abb. 16

Badewanne mit Wasser füllen. Der Wasserspiegel soll eine Handbreit unter dem Knie enden. Treten Sie nun im Storchengang auf der Stelle: immer ein Bein ganz aus dem Wasser heben, dann das andere (Abb.16). Wenn Sie einen schneidenden Schmerz verspüren, sollten Sie sofort aufhören. Ansonsten dauert das Wassertreten einschließlich An- und Auskleiden etwa 10 Minuten, wenn Sie möchten, auch länger. Nehmen Sie das Wasser nicht zu kalt, denn dann kommt es anschließend zu einer reflektorischen Mehrdurchblutung, in deren Folge sich auch die Venen wieder stark erweitern. Das wollten Sie ja vermeiden.

Je regelmäßiger Sie das Wassertreten anwenden, desto nachhaltiger ist auch hier die Wirkung auf die Venen. Nutzen Sie im Sommer jede sich bietende Gelegenheit, um am Strand oder an Bächen wasserzutreten!

7
Ernährung

Auf den ersten Blick wird es Sie verwundern, dass Sie durch eine geeignete Ernährung Ihr Venenleiden verbessern können. Tatsächlich kann Ihnen auch keine spezielle „Venen-Diät" angeboten werden, aber durch die richtige Ernährungsweise können Sie Ihr Venenleiden, vor allem die Gefahr schwerer Komplikationen, enorm beeinflussen.

Die »Venen-Ernährung« bewirkt dreierlei:

● Indem sie Darmträgheit und Blähungen beseitigt, wird der venöse Abfluss im Bauchraum normalisiert, so dass Ihre Bemühungen, das Blut im Bein besser rückströmen zu lassen, nicht durch einen Stau im Bauchraum boykottiert werden.

● Indem ganz nebenbei Übergewicht abgebaut wird, werden Sie beweglicher, atmen tiefer und freier und unterstützen damit ebenfalls das zweite Herz in der Wade, die Muskelpumpe, sowie die Sogwirkung des Zwerchfells durch eine vertiefte Atmung. Zudem verändert sich die Blutzusammensetzung: im Blut vermindern sich die gerinnungsfördernden Eiweiße, das Blut wird dünnflüssiger.

● Zum Dritten vermindert eine Entsäuerung die Gerinnungsbereitschaft des Blutes, verbessert den Stoffwechsel im Gewebe, so dass das Blut schlackenärmer und damit weniger schädlich für Venenwände und die Umgebung des Gewebes wird.

Und nun interessiert Sie sicherlich, wie diese Ernährung konkret aussieht.

Wann viel trinken?

Beginnen wir mit dem Flüssigkeitshaushalt. Weil Ihre Beine anschwellen, sind Sie möglicherweise geneigt, wenig zu trinken. Damit nehmen Sie aber den Nieren und auch der Haut die wichtige Möglichkeit, Schlacken aus dem Körper auszuschwemmen. Daneben wird das Blut dicker und richtet damit in den ausgesackten Venen mehr Schaden an.

Sie sollten also reichlich trinken, pro Tag mindestens zwei Liter. Als Getränk keineswegs geeignet ist Kaffee oder Schwarzteee, denn deren Genuss führt zu einer Säurebelastung des Blutes, die Sie vermeiden sollten. Bevorzugen Sie Kräutertees und Mineral- oder Heilwässer. Der Mineralstoffgehalt der Wässer fördert die Entsäuerung zusätzlich.

Übrigens: Der Durst ist als Richtschnur völlig ungeeignet. Das Durstempfinden setzt viel zu spät ein, besonders mit steigendem Alter. Das heißt, dass ältere Menschen gar keinen Durst verspüren, obwohl ihr Gewebe schon längst über Gebühr ausgetrocknet ist. Ein Durstgefühl sollte also am besten gar nicht aufkommen. Bei Herz- und Nierenkrankheiten sollten Sie Ihr tägliches Flüssigkeitspensum aber unbedingt mit Ihrer Ärztin/Ihrem Arzt besprechen.

Blähungen und Verstopfung vermeiden

Zwar wissen wir nicht, ob Sie an Blähungen oder Verstopfung leiden. Werden Venenkranke aber einer Diagnostik nach Mayr (österreichischer Internist, der „Erfinder" der Milch-Semmel-Kur) unterzogen, die sehr frühzeitig Schäden des Verdauungsapparates aufdeckt, werden nahezu regelmäßig Störungen des Verdauungskanals festgestellt.

Ein träger, gefüllter Darm, sowie Blähungen, drücken auf die großen Venen, die im Bauchraum verlaufen, und behindern so den venösen Abfluss zum Herzen hin. Darüber hinaus verschlechtert ein aus den Konturen geratener Darm auch die Atmung. Die Atmung wieder ist eine wichtige Saugpumpe, die venöses Blut ins Herz saugt und damit ebenfalls den venösen Blutfluss unterstützt.

Weil diese Veränderungen so häufig sind, kann Ihnen die von Mayr empfohlene Ernährungsweise uneingeschränkt ans Herz gelegt werden. Einen Gewinn werden Sie in jedem Fall daraus ziehen, nicht nur für Ihre Venen, sondern auch für Ihr gesamtes Leistungsvermögen.

Um Ihren Darmtrakt einmal gründlich zu renovieren, sollten Sie mit einer Schonungsphase beginnen. Diese Schonung geht – unter ärztlicher Überwachung – bis hin zum Fasten. Zunächst aber einmal sollten Sie damit beginnen, alle Nahrungsmittel zu vermeiden, von denen Sie wissen, dass sie Ihnen Beschwerden wie Verstopfung oder Blähungen verursachen, die schwer im Magen liegen usw. Wenn Sie überhaupt nicht auf den Zwiebelkuchen oder den Bohneneintopf verzichten können, dann legen Sie diese Mahlzeiten unbedingt auf die Mittagszeit, nicht auf den Abend, denn abends ist die Verdauungskraft am geringsten.

Aus dem gleichen Grund sollten Sie ab nachmittags um 15 – 16 Uhr auf rohes Obst, Gemüse und Salate verzichten.

Sie dürfen gut frühstücken und sich ein sättigendes Mittagessen gönnen. Abends jedoch ist „Essen wie ein Bettler" angebracht. Schon das Befolgen dieser einfachen Regel führt dazu, dass Ihr Verdauungssystem entlastet wird und die Venen etwas aufatmen können.

Leiden Sie an Darmträgheit, sollte eine gründliche Darmreinigung vorgenommen werden. Von üblichen Abführmitteln ist gänzlich abzuraten. Wenn Sie Abführmittel nehmen, ist das ein untrügliches Anzeichen dafür, dass Ihr Darm überlastet ist – Sie müssen ihn durch eine medikamentöse Keule von außen zwingen, seiner Arbeit noch nachzukommen.

Ideal: Die Mayr-Kur

Sie hat sich bewährt und ist in meinem Büchlein »Fasten, Entgiften, Wohlfühlen« im Hädecke-Verlag beschrieben. Sie bewirkt eine gründliche, aber «sanfte« Darmreinigung, indem sie die Gabe von Bitterwasser, die Anwendung von Einläufen und eine spezielle Darmmassage kombiniert. Hierbei und unter einer gezielten Diät wird der Darm gründlich saniert, der Bauch flacht ab, der Druck auf die Venen wird genommen.

Im Rahmen dieses Buches soll die Mayr-Kur nicht eingehender beschrieben werden. Machen Sie sich jedoch unbedingt die wichtigsten Mayr-Regeln zu eigen:

- Essen Sie immer in Ruhe.
- Kauen Sie jeden Bissen gründlichst (damit entlasten Sie Ihren Darm ungemein, weil das Essen bereits vorverdaut wird, zudem bemerken Sie viel eher das Sättigungsgefühl und können jeden Bissen ausschmecken).
- Vermeiden Sie Rohkost und alles Blähende am Nachmittag und Abend – schlecht verdaute Nahrung gärt, bildet Gase, Säuren und Fuselalkohole, die sich ungünstig auf die Blutgefäße auswirken und den Darm weiter auftreiben.
- Trinken Sie ausreichend.

Laktovegetabile Ernährung

Auch die Zusammensetzung Ihrer Nahrung kann venenfreundlich gestaltet werden. Mit einem hohen Anteil an pflanzlichen (»vegetabilen«) Fasern wird die Verdauung in Schwung gebracht (die Fasern sollen nicht unbedingt roh sein, s. o.). Daher sind reichlich Gemüse, Obst und Kartoffeln zu empfehlen. Zudem bringen diese Nahrungsmittel genügend basische Mineralstoffe in den Körper, die eine Alkalireserve bilden. Abwechslungsrei-

Abb. 17

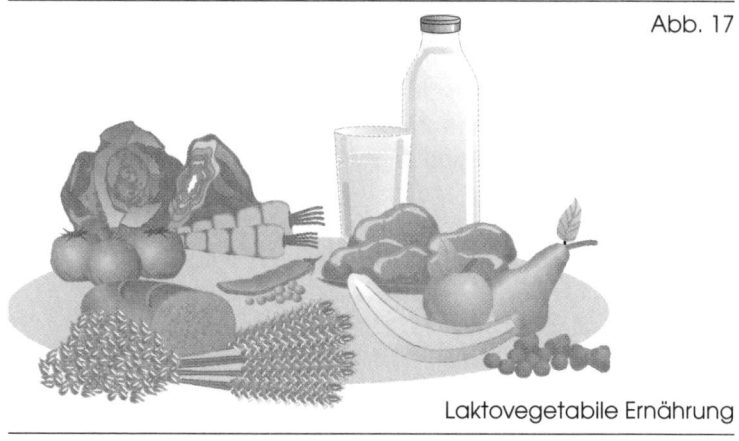

Laktovegetabile Ernährung

che Rezepte dafür finden Sie in vegetarischen Koch-
büchern, auf die am Schluss des Buches hingewiesen
wird.

Alkalireserve – warum ist sie bei Venenkranken wichtig?

In Geweben und Blut vorhandene Säuren können durch
eine gesteigerte Alkalireserve abgepuffert, „neutrali-
siert" werden. Dadurch wird bei einer chronischen Venenschwäche der Zeitpunkt herausgezögert, an dem sich
ein Unterschenkelgeschwür bildet, denn das Geschwür
ist, wie wir bereits wissen, Folge eines gestörten Gewe-
bestoffwechsels. Weil das Blut nicht ausreichend schnell
abtransportiert wird, bleiben Giftstoffe, zu denen auch
die sauren Stoffwechselabfälle gehören, lange liegen und
wirken sich unheilvoll aus. Wenn ein Unterschenkelgeschwür bereits vorhanden ist, kann eine derartige Diät
mit dazu beitragen, dass es schneller abheilt.
Wichtig ist das Abpuffern der Säure im Blut vor allem
deswegen, weil sich im sauren Blut die roten Blutkörper-
chen zu sogenannten »Geldrollen« zusammenballen.
Diese Geldrollen können die Haargefäße natürlich viel
zu langsam passieren und verschlechtern damit den

47

Stoffwechsel im Gewebe. Geldrollen führen aber auch dazu, dass das Blut leichter verklumpt und Thromben bildet. Genau das muss bei Venenkranken verhindert werden, weil in veränderten Venen das Blut ohnehin langsamer fließt und daher leichter thrombosiert.

Sauer macht unlustig

Wichtig ist aber nicht nur, das Basenangebot zu erhöhen. Vor allem die Säurenzufuhr durch die Nahrung sollte eingeschränkt werden. Dazu sollten Sie sich aber nicht vom Geschmack der Nahrungsmittel leiten lassen – nicht alles, was sauer schmeckt, wirkt auch im Stoffwechsel sauer!

Säuren werden aus dem Körper überwiegend dadurch ausgeschieden, dass Kohlensäure in Wasser und Kohlendioxid (CO_2) zerfällt. Das Kohlendioxid kann abgeatmet werden. Essen Sie eine Zitrone, dann schmeckt das zwar sehr sauer; weil aber die Säure über CO_2 abgeatmet werden kann, ist der Nettoeffekt im Körper nicht sauer, sondern basisch.

Fleisch dagegen, Eiweiße allgemein, reagieren im Reagenzglas zunächst basisch. Eiweiße enthalten jedoch schwer flüchtige Säuren, die nicht abgeatmet werden können und daher vom Nettoeffekt her sauer sind. Da immer in den Geweben auch als Stoffwechselendprodukt Säuren anfallen, besteht im Körper die Tendenz zur ständigen Übersäuerung. Werden die Stoffwechselreste, die Schlacken, nur schlecht abtransportiert, wie es bei der Venenschwäche der Fall ist, dann übersäuert das Gewebe zusätzlich. Wie bei einer sauren, sumpfigen Wiese können die Zellen nicht mehr gedeihen. Reduzieren Sie deshalb vor allem auch das Säureangebot in der Nahrung. Dazu können Sie sich an folgende Regeln halten:

- Große Fleisch-, Fisch- und auch Getreideportionen sollten Sie vermeiden; sie übersäuern den Körper. Als Anhaltspunkt: Nur noch 2 bis 3 Fleischmahlzeiten in der Woche, statt täglich Fleisch auf dem Teller; Fleisch nur noch als Beilage und nicht als Hauptbestandteil des Gerichtes
- Aufputschende Getränke (Kaffee, weniger als 5 Minuten gezogener Schwarztee, Colagetränke usw.) übersäuern ebenfalls
- Totgekochte Gemüse- und Obstkonserven haben ihren Mineralstoffgehalt eingebüßt und reagieren daher sauer
- Neutral sind Eier, Milchprodukte, Fette
- Basisch sind die meisten Gemüse- und Obstsorten, Kartoffeln, sowie Milch

Normal- bzw. Idealgewicht anstreben

Wenn Sie sich an die angegebenen Regeln halten, sinkt ihr Gewicht allmählich. Durch das gründliche Kauen und den erhöhten Gemüse- und Obstanteil tritt viel früher das Sättigungsgefühl ein. Unabhängig davon, was Sie essen – die größten Dickmacher sind die Mahlzeiten am Abend. Wenn Sie tatsächlich über eine Weile auf das Essen nach 17 Uhr verzichten, werden Sie das auf der Waage bemerken.

Tun Sie aber ganz gezielt etwas für Ihr Gewicht, wenn Sie sich von der Normalfigur entfernt haben. Wie inzwischen etliche Studien zeigen, ist Übergewicht, das sich noch in Grenzen hält, zwar nicht der Gesundheit unbedingt abträglich, aber das gilt nur, wenn keine Krankheiten dazu kommen! Ein Venenleiden ist aber eine Krankheit, und da muss man mit dem Gewicht dann doch strenger sein. Auch zum Abnehmen ist die Mayr-Kur geeignet, weil Sie damit gründlich gesundheitsfördernde Ernährungsgewohnheiten erlernen. Eine kurze Fastenphase ermöglicht es Ihnen, sich ganz neu auf Ihren Körper zu besinnen. Hierzu brauchen Sie jedoch eine Anleitung; hervorragend bewährt hat sich eine Kur.

Entsäuerung

Das Säuren-Problem ist heutzutage aber oft nicht allein durch eine Ernährungsumstellung in den Griff zu bekommen. Das liegt zum Teil auch daran, dass Obst und Gemüse nicht mehr so mineralstoffreich sind, wie sie sein sollten. Das ist eine Folge der künstlichen Düngung, unter der die Böden auslaugen. Daher hat sich auch in der Venentherapie die zusätzliche Gabe von Basenpräparaten bewährt. Sie füllt gezielt die Alkalireserve auf und bessert damit die Puffereigenschaften des Blutes.

8
Bewegung

Der kürzeste Weg zur Venengesundheit ist der Fußweg! Es geht nicht anders bei Venenleiden, Sie müssen sich bewegen! Verschiedene Übungen wurden bereits vorgestellt (s. S. 29 ff.). Die Wirkung der Bewegung wird noch einmal nachhaltig gesteigert, wenn Sie Kompressionsstrümpfe tragen, denn dann wird die Muskeltätigkeit uneingeschränkt auf die Venenwände übertragen – nach außen kann sich der Muskel wegen des Kompressionsstrumpfes nicht ausdehnen, er muss nach innen die Venen ausmassieren.

Kompressionsstrümpfe – allemal attraktiver als Krampfaderknoten!

Kompressionsstrümpfe müssen ganz individuell angepasst werden. Sie werden vom Arzt verordnet. Zunächst erhalten Sie zwei Paar, dann können Sie jedes halbe Jahr ein neues Paar beantragen. Der Arzt bestimmt auch die Kompressions-Klasse.
Kompressionstrümpfe sind anfangs mühsam anzuziehen! Das erste Mal wird es Ihnen fast unmöglich erscheinen, sie überzustreifen. Aber das gibt sich. Lassen Sie sich gründlich einweisen.
Kompressionsstrümpfe sollten Sie gleich morgens beim ersten Aufstehen anziehen, denn dann sind die Beine noch von der Nacht her abgeschwollen. Bereits beim ersten Aufstehen versackt mindestens ein halber Liter Blut im Bein! Da dieses Volumen Platz beansprucht, lassen sich die Strümpfe nun natürlich schwerer anziehen als direkt aus dem Liegen. Und dann tragen Sie die Strümpfe regelmäßig.
Zur Vorbeugung werden Kompressionsstrümpfe in der Schwangerschaft empfohlen. Jede werdende Mutter

sollte ihren Arzt gezielt um die Verordnung bitten. Der Lohn der Extra-Mühe ist hier auch ein viel stabilerer Kreislauf, weil weniger Blut in den Venen versacken kann. Wer beim Aufstehen zu Schwindel oder Schwarzwerden vor den Augen neigt, der hat einen zusätzlichen Gewinn von diesen Strümpfen.

Vor allem im Sommer empfinden viele die Kompressionsstrümpfe als unangenehm. Probieren Sie doch einmal folgenden Trick: Brausen Sie die Beine mitsamt den Strümpfen kalt ab!

Hinweis: In vielen Fällen kann durch rechtzeitige Operation auf eine Kompression verzichtet werden , bevor das tiefe Venensystem beteiligt ist. Nach einer Venenoperation bei nicht angeschlagenem tiefen Venensystem wird eine Kompressionsbehandlung von 4 – 6 Wochen empfohlen.

Beinwickel

Sind die Beine sehr stark geschwollen, ist eine oberflächliche Thrombophlebitis eingetreten oder ein Geschwür aufgebrochen, dann besteht die Behandlung zunächst im Wickeln der Beine mit Binden. Die Wickeltechnik sollten Sie sich genau zeigen lassen (Abb. 18).

Durch das Wickeln wird das Bein entstaut, der Druck des schlackenreichen, verbrauchten Blutes auf die Umgebung lässt nach, das Gewebe kann sich erholen.

Diese Wickelung muss ebenfalls sehr konsequent durchgeführt werden. Der Verband muss so straff sitzen, dass gerade noch das arterielle Blut in das Bein hineinströmen kann. Denken Sie immer daran: Je mehr schlackenreiches Blut aus dem Bein herausgeleitet werden kann, desto schneller erholt sich das Gewebe! Legen Sie den »Sumpf« im Bein trocken!

Auch beim gewickelten Bein ist die Wirkung am besten, wenn Sie das Bein eifrig bewegen und damit die Wadenpumpe in Gang bringen. Es sollten dabei jedoch nur sogenannte »Kurzzugbinden« verwendet werden.

Abb. 18

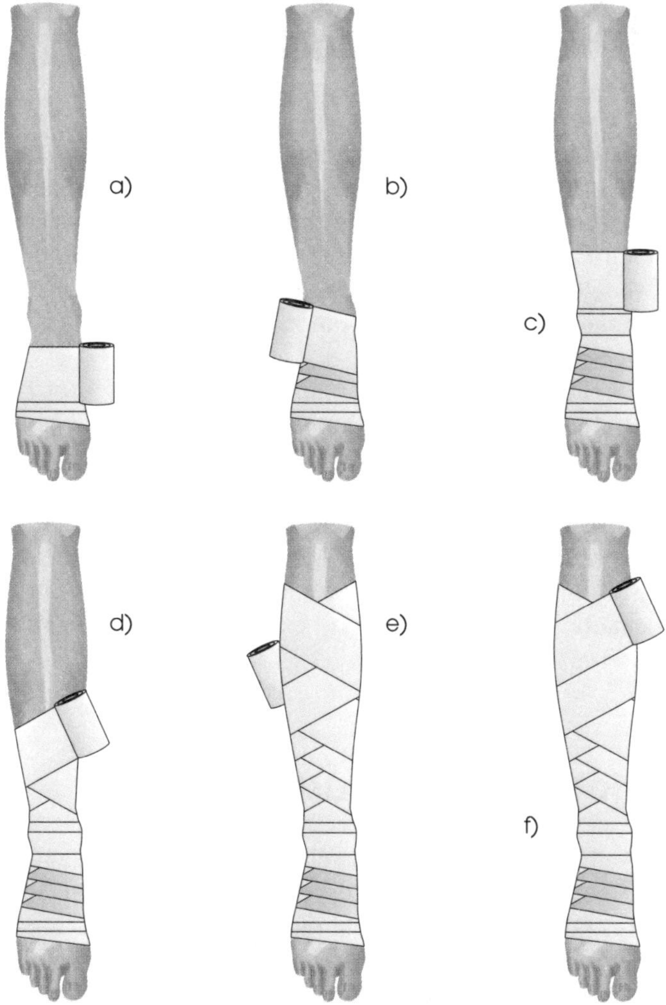

Wickeltechnik: Mit der ersten, 8 cm breiten Binde (Kurzzug-binde) werden Fuß und Fußgelenk von den Zehen bis zum Wadenansatz eingebunden, wobei jede einzelne Bindentour die vorhergehende Hälfte bedecken soll (a – c). Von hier aus wickelt man mit einer zweiten, 10 cm breiten Binde weiter bis zur Kniekehle, indem man der sich abrollenden Binde ohne Zwang folgt und dabei jede Tour stramm anzieht. Auf diese Weise bedeckt die Binde den Unterschenkel in Achtertouren.

9
Pflanzliche Medikamente

Mit pflanzlichen Medikamenten kann der Arzt Ihre Bemühungen für die Entlastung Ihrer Venen unterstützen. Hervorragend bewährt haben sich Rosskastanien-Extrakte, die die Gefäßwände abdichten, so dass weniger Flüssigkeit ins Gewebe ausbrechen kann. Rosskastanienpräparate können innerlich und auch äußerlich angewandt werden.

Die Einnahme von Rosskastanienextrakten ist kein Ersatz für Kompressionsstrümpfe und Bewegung, aber sie ermöglicht Ihnen zum Beispiel eine niedrigere Kompressionsklasse bei den Strümpfen; oder sie kann – wenn Sie mal eine Strumpfpause einlegen möchten – diese Zeit überbrücken helfen. Viele Ärzte würden das vielleicht nicht unterschreiben, aber wer je Kompressionsstrümpfe anhatte, weiß, wie schwierig es ist, sie ohne Pause Tag für Tag zu tragen.

Wickel mit Rosskastanienmehl

Selbst anlegen sollten Sie einmal einen Rosskastanienmehl-Wickel: Sie benötigen dafür ein Wickelset (s. S. 37) und Rosskastanienmehl (aus der Apotheke). Rühren Sie 1–2 EL dieses Mehls mit kaltem Wasser an. Auf das innere Leintuch geben, um das Bein wickeln, Baumwoll- und Wolltuch darüberschlagen. Etwa 10–15 Minuten einwirken lassen.

Mäusedorn

In Mäusedorn sind ebenfalls venenwirksame Inhaltsstoffe enthalten, die anti-entzündlich, gefäßabdichtend und ausschwemmend wirken. Meistens werden sie innerlich angewendet, Mäusedornauszüge können jedoch auch als Wadenwickelzusatz verordnet werden.

Ausführliche Beschreibungen geeigneter Heilpflanzen und ihrer Anwendung finden Sie im »Kleinen Heilkräuterlexikon« von Prof. Dr. Heinz Schilcher, ebenfalls im Hädecke Verlag erschienen.

Blutegelwirkstoffe

Sehr viele Salben, die bei einer oberflächlichen Venenentzündung äußerlich angewendet werden, enthalten Hirudoid, einen gerinnungshemmenden Stoff aus dem Speichel von Blutegeln. Aus diesem Stoff wurden auch Präparate der konventionellen Medizin zur Thrombosevorbeugung und -behandlung entwickelt.

Nachhaltige Erleichterung bringt nicht nur die Anwendung einer hirudoidhaltigen Salbe, sondern auch eine Blutegelbehandlung selbst, die etliche Ärzte für Naturheilkunde anbieten, weil sie gerade bei oberflächlichen Venenentzündungen sehr gute Erfahrung damit gesammelt haben. Eine saubere Arbeitsweise ist hier unbedingt notwendig – Blutegel dürfen nur einmal benutzt werden.

10
Atemtraining

Die Bedeutung der Atmung für den venösen Abfluss wurde bereits angesprochen (s. S. 45). Durch eine gezielte Atemgymnastik kann dieser Mechanismus unterstützt werden. Wichtig ist das vor allem, wenn Venenkranke Bettruhe einhalten müssen, sei es nach einer Operation oder wegen einer Krankheit. Aber auch für den Alltag sollten Sie eine gute Atmung erlernen, um die Sogwirkung des Zwerchfelles auf den Blutstrom zu unterstützen und damit den Blutfluss zu beschleunigen*.

Das Zwerchfell ist unser kräftigster Atemmuskel. Zieht sich das Zwerchfell zusammen, erweitert sich der Raum, der für die Lunge zur Verfügung steht – Luft wird angesogen, und das Blut in den Herz-Vorhof. Damit steigt die Fließgeschwindigkeit in den herznahen Venen.

Die tiefe Zwerchfellatmung haben die meisten von uns – im Zuge der Errungenschaften der Zivilisation – verlernt. Sie wurde weitgehend ersetzt durch die flachere Brustkorbatmung. Sitzende Lebensweise, einschnürende Kleidung, Bewegungsmangel, ein träger, die Atmung behindernder Darm – das sind die Gründe dafür, warum fast nur noch Kinder richtig mit dem Zwerchfell atmen. Doch auch Sie können und sollen es wieder erlernen: Am besten geht das anfangs in guter Entspannung.

---

* Ausführliche Anleitungen finden Sie im Buch
»Gesunde Atemwege« von O. Kenngott im Hädecke Verlag

Zwerchfellatmung (Bauchatmung)

Legen Sie sich auf die Couch oder Ihr Bett, kommen Sie bewusst zur Ruhe (lassen Sie beispielsweise Ihre sanfteste Lieblingsmusik laufen) und beobachten Sie die verschiedenen Muskelgruppen. Versuchen Sie, Arme, Beine und Schultern bewusst zu lockern. Legen Sie beide Hände auf den Bauch, unterhalb des Rippenbogens, der den Brustkorb begrenzt. Lassen Sie Ihre Gedanken schweifen.

Nun lenken Sie die Aufmerksamkeit auf Ihre Atmung: Bewegen sich Ihre Hände mit dem Atemrhythmus auf und ab? Bei tiefer, entspannter Zwerchfellatmung hebt und senkt sich die Bauchdecke. Ist diese entspannte Atmung nicht bereits eingetreten, dann versuchen Sie nun bewusst, in den Bauch, gegen Ihre Hände zu atmen.

Wenn Sie das Gefühl für die Zwerchfellatmung im Liegen gewonnen haben, können Sie auch bewusst im Sitzen und Stehen tiefe Zwerchfell-Atemzüge einlegen. Versuchen Sie möglichst oft, so zu atmen! Das geht natürlich schlecht mit enger Kleidung. Also: Rock- oder Hosenbund zwischendurch lockern oder bequeme Kleidung bevorzugen!

11
Was Ihr Arzt noch tun kann

Sie haben nun zahlreiche Möglichkeiten kennengelernt, venengerecht zu leben. Aber natürlich müssen
Sie die Behandlung nicht allein übernehmen – der Arzt
unterstützt Sie.

Bei Krampfadern wird sich die Frage stellen, ob sie operiert werden sollen. Weil das Blut in den Krampfadern
rückwärts fließt, immer wieder im Kreis gepumpt wird,
belastet es die strapazierten Venenwände zusätzlich, aber
auch den gesamten venösen Rückfluss. Daher sollten
Krampfadern operiert werden. Voraussetzung ist allerdings, dass die tiefen Venen durchgängig sind. Ob dies
der Fall ist, untersucht der Arzt.

Der Arzt bindet beispielsweise die Krampfadern von
außen ab. Daraufhin treten sie stärker hervor. Nun fordert er Sie auf, zu gehen. Entleeren sich die Krampfadern (Fachausdruck Varizen) jetzt, dann sind die tiefen
Venen durchgängig. Mit Hilfe von Ultraschall und anderen schmerzlosen, nicht belastenden Verfahren kann er
die Venenfunktion noch exakter beurteilen.

Hinweis: Eine Operation sollte in jedem Fall frühzeitig vorgenommen werden, bevor es zu Schäden am
tiefen Venensystem kommt!

Operative Eingriffe

Sie haben auf den vorangegangenen Seiten die verschiedenen Möglichkeiten kennengelernt, die Sie
selbst oder Ihr Arzt anwenden können, um die Verschlim-
merung eines Venenleidens weitgehend zu verhüten. Die
individuelle Veranlagung kann aber dennoch dazu führen,
dass beispielsweise Krampfadern allmählich zunehmen.
Eine Operation zum geeigneten Zeitpunkt kann daher im

einzelnen Fall die bestmögliche Therapie sein. (Bitte bedenken Sie – auch durch Operation wird die Veranlagung nicht beseitig; Ihr persönliches Venenprogramm wird dadurch also nicht entbehrlich!)

Um zu entscheiden, ob und wann bei Ihnen eine Operation sinnvoll ist, sollten Sie frühzeitig einen Venenspezialisten (Phlebologen) aufsuchen. Er verfügt über verschiedene diagnostische Möglichkeiten, kann mit Ihnen das günstigste Vorgehen und den sinnvollsten Zeitpunkt für einen Eingriff nennen.

Diagnose mit Ultraschall und Farbe

Sowohl in der Diagnostik als auch in der chirurgischen Behandlung wurden in den letzten Jahren große Fortschritte gemacht. Die Diagnoseverfahren werden immer weniger eingreifend, die Belastung durch Röntgenstrahlen konnte beispielsweise reduziert werden. Denn heute können ungefährliche Ultraschall- und Infrarotstrahlen Venenprobleme gut sichtbar machen. Der Phlebologe untersucht damit die Venenfunktionen und die Blutströmungsverhältnisse, auch in den tieferen Beinabschnitten.

Moderne Therapiemöglichkeiten

Durch eine Operation soll möglichst eine Heilung des Venenleidens herbeigeführt werden. Wird die Operation allerdings zu spät in Angriff genommen, kann das Leiden allenfalls noch gebessert werden. Aber auch hier gibt es sensationelle neue Möglichkeiten.

Bei einem offenen Unterschenkelgeschwür musste früher abgewartet werden, bis das Bein zugeheilt war; erst dann konnte operiert werden, um den venösen Abfluss im Bein zu verbessern. Wer einmal ein offenes Bein hatte, weiß, wieviel Engelsgeduld das Abwarten kostet. Neuerdings bieten einige wenige Chirurgen ein Verfahren an, bei dem ein miniaturisiertes optisches System (Endoskop) in das Bein eingeführt wird, über das dann eine ganz gezielte Operation in der Umgebung des offenen Beins möglich ist. Die früher gefürchtete Infektionsgefahr bei einer Operation am offenen Unterschenkelgeschwür konnte so von etwa 60–80%! auf 10% gesenkt werden, und das Zuheilen des Geschwürs braucht nicht mehr vor der Operation abgewartet zu werden. Durch den Eingriff werden die venösen Abflussverhältnisse verbessert, so dass das offene Bein hinterher gut abheilen kann.

Auch bei den übrigen Venenoperationen geht man heute schonender und gezielter vor. Das ist ebenfalls möglich, weil verbesserte Diagnosemöglichkeiten zur Verfügung stehen, mit denen die befallenen Venenbezirke genau eingekreist und operativ angegangen werden können.

Verödung

Eine andere Möglichkeit, um Krampfadern zu entfernen, ist die Verödung. Sie steht allerdings nur bei ganz bestimmten Formen des Venenleidens zur Verfügung, z.B. bei Seitenast-Krampfadern oder den sogenannten „Besenreisern", oder auch bei Restkrampfadern nach einer Operation. Dabei werden Mittel in die Krampfadern gespritzt, die eine künstliche Entzündung auslösen und die Venenwände verkleben. Hier hängt der Dauererfolg aber ganz von Ihrer anschließenden Mitarbeit ab: Sie müssen hinterher für 5 Monate konsequent die Beine wickeln bzw. die Ihnen verordneten Kompressionsstrümpfe tragen und sich viel bewegen. Das Wickeln bewirkt, dass die Verödung „fest" wird, die Bewegung dient neben der weiteren Kompression von innen auch dazu, ein Übergreifen der künstlichen Entzündung auf die tieferen Venenabschnitte zu vermeiden.

Bei kleineren Krampfadern ist die Verödung möglicherweise vorzuziehen, weil sie ambulant durchgeführt werden kann. Hier können allerdings Hautverfärbungen zurückbleiben. Ihr Arzt wird Sie ausführlich beraten und das für Sie geeignete Verfahren empfehlen.

Operation auch bei anderen Beinleiden

Wenn Sie zusätzlich zum Venenleiden auch an Hammerzehen, entzündeten Ballen (Hallux valgus), Knie- oder Hüftgelenksarthrosen leiden, ist eine operative Behandlung dieser Beschwerden ebenfalls zu erwägen, denn sie beeinträchtigen die Beweglichkeit des Beines und des Fußes zusätzlich. Damit ist vielen Patienten die notwendige Bewegung, die das Venenleiden fordert, verleidet. Sprechen Sie mit Ihrer Ärztin/Ihrem Arzt darüber.

Noch ein Hinweis für Venenpatientinnen, die eine Operation – egal welcher Art – planen: Wenn Sie die Pille nehmen, ist die Gefahr erhöht, bei einer Operation eine Thrombose zu erleiden, und das um so mehr, wenn Sie auch noch ein Venenleiden haben.

Sie sollten daher 6 Wochen vor einer Operation die Pille absetzen. Bitte besprechen Sie mit Ihrem Frauenarzt, bzw. auch mit Ihrem Partner, welche anderen Verhütungsmaßnahmen in dieser Zeit geeignet sind.

Behandlung einer tiefen Thrombose

Ist die Vene durch einen Thrombus verschlossen, kann sie medikamentös wieder eröffnet werden, vorausgesetzt, dass der Thrombus noch frisch ist. Diese Behandlung ist der Klinik vorbehalten, ebenso wie die operative Entfernung eines Thrombus.

Was jeder Venenpatient wissen muss

Weil die rasche Behandlung einer tiefen Thrombose so wichtig ist, sollte jeder Venenpatient die Anzeichen einer tiefen Thrombose kennen und sofort den Arzt aufsuchen, wenn er folgende Zeichen beobachtet:

- Ungewöhnliche Schwellung, vor allem, wenn sie nur ein Bein betrifft
- Bläulichwerden eines Beines
- Ungewöhnliches Schweregefühl im Bein
- Dumpfe, schlecht zu lokalisierende Schmerzen
- Dazu Fieber oder erhöhte Temperatur
- Ungewöhnlicher, hartnäckiger Husten (evtl. Hinweis auf kleine Lungenembolien)

Kuraufenthalt

Weil bei einer Venenerkrankung eine komplexe Behandlung notwendig ist, und weil ein Venenleiden nicht mit der Operation beseitigt wird (sondern nur die Folgen dieses Leidens) und der Patient entsprechend gründlich geschult werden sollte, empfiehlt sich oftmals eine Kur. Bewegung, Kneipp-Maßnahmen, Ernährungsumstellung, Atmung – alles das muss Venenpatienten in Fleisch und Blut übergehen. Im Alltag sind die guten Vorsätze oft da, aber sie verlaufen sich dann doch in unerfindlichen Ecken und Winkeln. Sobald Sie aber einmal gründlich die wohltuende und sichtbare Wirkung dieser Maßnahmen im Rahmen einer Kur kennengelernt haben, sind Sie ganz anders motiviert.

Packen Sie's an! Und denken Sie auch daran, dass eine Operation um so erfolgreicher ist, je früher sie vorgenommen wird.

12
Anhang

Die Venentherapie ruht, wie Sie in diesem Büchlein erfahren haben, auf verschiedenen wichtigen Säulen.

Vorbeugung

Die erste Säule trägt die Vorbeugung. Sie ist bei allen Personen wichtig, die ihre Venen besonders belasten müssen (Menschen mit stehenden und sitzenden Berufen), bei allen, die eine Anlage zu Venenkrankheiten ererbt haben, und bei allen, bei denen Risikofaktoren bestehen (s. S. 17).

Behandlung

Risikofaktoren, wie Alter, weibliches Geschlecht und Bindegewebsschwäche, lassen sich nicht beeinflussen. Ist ein Venenleiden eingetreten, muss eine Behandlung eingeleitet werden, für die Ihre Ärztin oder Ihr Arzt, aber auch Sie selbst verantwortlich sind. Die Behandlung umfasst Maßnahmen wie Medikamente, Kompressionsstrümpfe, Kneipp-Hydrotherapie, Bewegungs-, Atem- und Ernährungstherapie, sowie Vermeiden bestimmter Situationen und gegebenenfalls auch Operationen.

Sekundärverhütung

Eine Komplikation aufgrund eines Venenleidens lässt sich oft ausheilen, jedoch die Veranlagung zu Venenleiden bleibt bestehen. Deshalb ist auch die sogenannte Sekundärverhütung wichtig, das heißt, die Vorbeugung vor weiteren Komplikationen.

Bei vielen Patienten hat es sich als sinnvoll erwiesen, das ganze »Behandlungspaket« im Rahmen einer Kur einzuüben, weil eben doch der Patient sehr viel Eigenverantwortung für das Venenleiden trägt und es nicht mit der Einnahme einiger Pillen getan ist. Kuren werden nach wie vor genehmigt, »wenn eine Schwächung der

Gesundheit vorliegt, die in absehbarer Zeit voraussichtlich zu einer Krankheit führen würde , zur medizinischen Rehabilitation und in Form einer Badekur.

Trotz aller Änderungen im Gesundheitssystem werden Kuren nach wie vor erstattet, unter den gleichen Bedingungen wie bisher, mit Ausnahme der Eigenbeteiligungen, deren Beträge gestiegen sind. Zahlreiche Patienten sind aber von der Eigenbeteiligung ausgenommen.

Im Augenblick werden weitaus weniger Kuren beantragt, als medizinisch sinnvoll wäre. Informierte Patienten erkennen, dass sich eine Kur nach wie vor für sie persönlich lohnt!

Die im vorliegenden Buch zusammengefassten Ratschläge beruhen auf den Erfahrungen des Autors, die er in der Allgäu Clinic Hindelang sammeln konnte. Denn hier wird modernste Diagnose- und Operationstechnik mit den altbewährten naturheilkundlichen Verfahren, wie sie in diesem Buch vorgestellt werden, in einem umfassenden Behandlungskonzept integriert. Jedes Verfahren, ob Operation oder Wassertreten, hat seine ganz spezifische Heilanzeige, so dass für jeden Patienten individuell entschieden werden muss, welche Maßnahme er wann und wie lange einsetzt. Die naturheilkundliche und die operative Behandlung schließen sich nicht gegenseitig aus, sondern ergänzen sich zu einem optimalen Gesamt-Behandlungsplan. Eine Annäherung zwischen diesen beiden Polen des Therapiespektrums ist in der Allgäu-Clinic Hindelang* geglückt. Als ausgesprochen sinnvoll erweist sich hier auch die naturheilkundliche Vorbereitung und Nachbehandlung, wenn eine Operation angezeigt ist. Dieser Aspekt ist ganz besonders sinnvoll für die Verhütung weiterer Venenprobleme.

---

* Klinik für Beinleiden, Fachklinik für Venenchirurgie und Naturheilverfahren Hindelang, Gerberweg 6, 87541 Hindelang, Tel. 08324 – 898 0, Fax 083240 – 898 199 e-mail: info@allgaeu-clinic.de Internet: http://www.allgaeu-clinic.de

Der Weg in die Fachklinik

Zuerst immer zum Arzt!

Antragstellung auf Bewilligung und teilweise oder vollständige Kostenübernahme an die Krankenkasse.

Gutachten durch den medizinischen Dienst.

Bewilligung

ambulante Kur

stationäre Kur

Härtefallprüfung auf Kostenbeteiligung

Patient und Krankenkasse wählen die Fachklinik

Anreise aufgrund Terminvereinbarungen

Bezahlt werden: der Kurarzt, 85% der Heilmittel, bis DM 15,- pro Tag für Unterkunft, Verpflegung und Kurtaxe

Volle Kostenübernahme mit Eigenbeteiligung bis DM 25,- pro Tag.

Die Venenklinik, Ihr Ansprechpartner für:

– Venenleiden
– Migräne
– chronische Darmerkrankungen
– Asthma bronchiale
– Übergewicht und Folgekrankheiten

Adressen, die weiterhelfen:

Allgäu-Clinic für Naturheilverfahren Hahnenfeldstraße 24 86825 Bad Wörishofen Tel. 0 82 47/ 3 93-0; Fax 0 82 47/ 3 93-199

Allgäu-Kinder-Clinic für Naturheilverfahren Gärtnerweg 27 86825 Bad Wörishofen Tel. 0 82 47/3 93-0 Fax 0 82 47/ 3 93-199

Gesundheitsartikel wie Kneipp-Gießrohr, Kräutertees sowie Fachliteratur: Tel: 0 83 24/8 98-0 Fax 0 83 24/ 8 98-199

Checkliste

Kopiervorlage

Bewegung:

Sport/Spazierengehen ½ Stunde

Beingymnastik 3 x 5 Min.

Isometrische Übungen bei der Arbeit gemacht

Beine im Liegen entstaut (mit Rollen im Fußgelenk)

Atemgymnastik: Zwerchfellatmung

Kneipp-Wassertherapie:

Kneipp-Strümpfe, Kniesguss oder Schenkelguss, kalter
Lehm- oder Quarkwickel

Ernährung:

Notwendige Trinkmenge erreicht (mit Arzt absprechen)

Etwas gegen die Pölsterchen getan

Auf den Basenhaushalt geachtet (viel Obst, Kartoffeln
und Gemüse, wenig Fleisch, Reis und Nudeln)

Den Venen Freiheit gelassen:

(keine engen Klamotten, das Sitzen auf das
Notwendige reduziert ...)

Heute alles für die Venen getan?

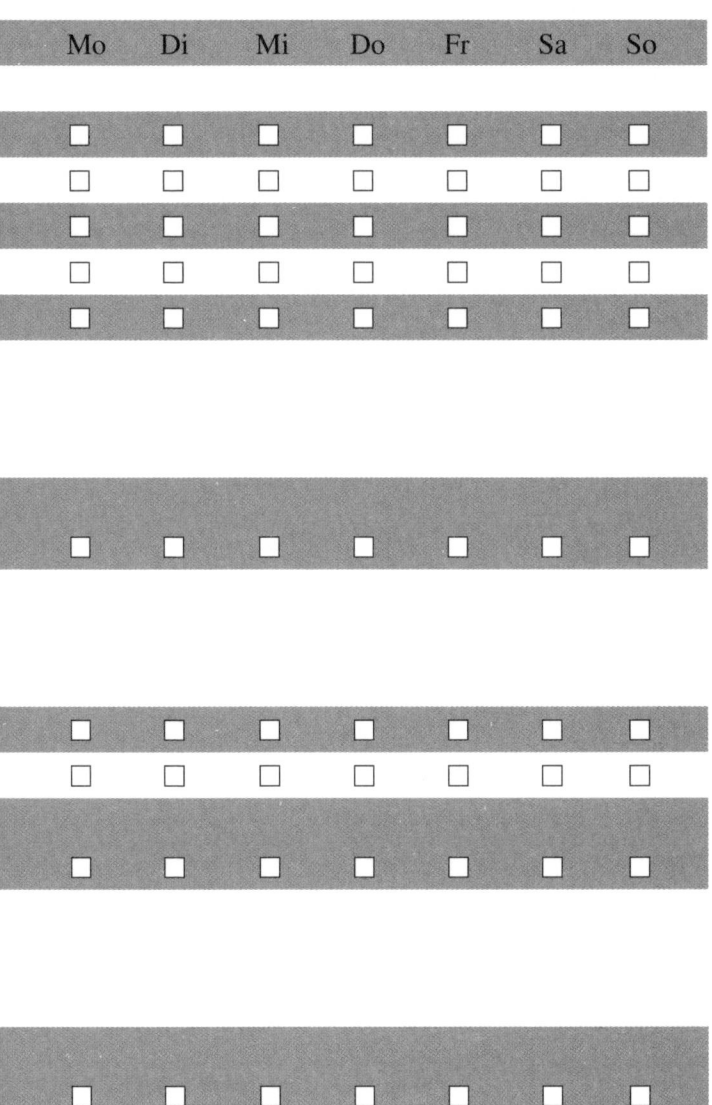

	Mo	Di	Mi	Do	Fr	Sa	So

Stichwortverzeichnis

Weiterführende Literatur

Bachmann, R.M.:
Fasten – entgiften – Wohlfühlen
Hädecke-Verlag 1996, ISBN 3-7750-0279-0
Fasten mit dem richtigen Programm für Körper, Geist
und Psyche.

Bachmann, R.M.:
So hilft die Natur bei Migräne
Hädecke-Verlag 1996, ISBN 3-7750-0278-2
Erkennen, vorbeugen, behandeln mit der »Hindelanger
Migränekur«.

Bachmann, R.M. und Schleinkofer G.:
Die Kneipp-Wasser-Therapie
Trias-Verlag, Stuttgart 1995

Bachmann, R.M.:
**Gesunder Darm, gesunder Mensch –
Ernährung nach Dr. F.X. Mayr**
Trias-Verlag, Stuttgart 1996

Bachmann, R.M.:
Gesund und fit durch Darmreinigung
Verlag Gräfe und Unzer, München 1996

GESUNDE ERNÄHRUNG – VITALE KÜCHE

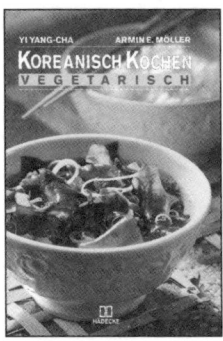

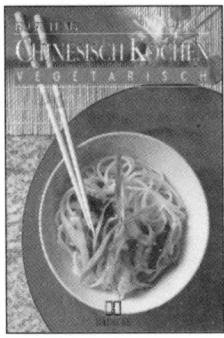

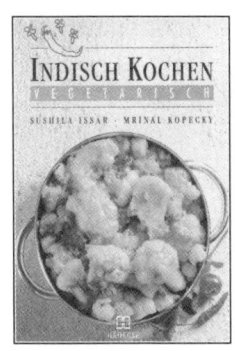

**Koreanisch kochen –
vegetarisch**
Von Yi Yang-Cha Burike und
Armin E. Möller
Familienrezepte, überraschend
abwechslungsreich und frisch.
»Yo-Ri« – vegetarisches
Genießen in vielfältiger Weise.
79 S., 50 Farbabb.,
17,5 x 24 cm, Glanzeinband
ISBN 3-7750-0222-7

**Chinesisch kochen –
vegetarisch**
von Ho Fu Lung
Ein Meisterkoch verrät seine
besten vegetarischen
Gerichte, gibt Tips für die
Küchentechnik und Waren-
kunde-Informationen.
71 S., 24 Farbabb.,
17,5 x 24 cm, Glanzeinband
ISBN 3-7750-0296-0

**Indisch kochen –
vegetarisch**
von Sushila Issar und
Mrinal Kopecky
Attraktive Familien- und
Originalrezepte aus der
Heimat der Autorinnen.
Menüvorschläge, ausführliche
Gewürzkunde.
80 S., 70 Farbabb.,
17,5 x 24 cm, Glanzeinband
ISBN 3-7750-0222-7

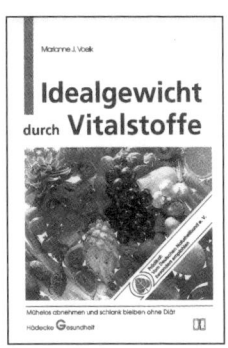

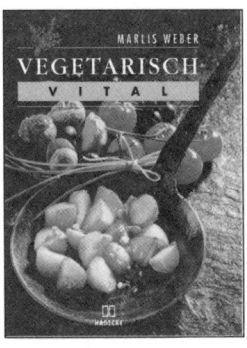

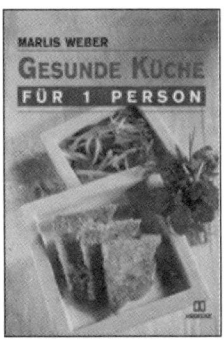

Idealgewicht durch Vitalstoffe
von Marianne J. Voelk
Das richtige Rezept, um den
Stoffwechsel anzukurbeln und
Fettdepots abzubauen! Ergänzt
durch isometrische Übungen.
**Vom Deutschen Naturheilbund
e.V. besonders empfohlen!**
144 S., mit vielen Farbabb.,
17 x 24 cm, Glanzeinband
ISBN 3-7750-0308-8

Vegetarisch Vital
von Marlis Weber
Genussreiche Rezepte, die
den Süden in die Küche
zaubern! Tips für den Einkauf
und gesunde Zubereitung.
80 S., 36 Farbabb.,
17,5 x 24 cm, Glanzeinband
ISBN 3-7750-0274-X

Gesunde Küche für 1 Person
von Marlis Weber
Vom Frühstück bis zum
Abendessen, vom Brotauf-
strich bis zum Dessert steht
alles drin für die leckere und
gesunde Single-Küche!
108 S., 41 Farbabb.,
17,5 x 24 cm, Glanzeinband
ISBN 3-7750-0322-3

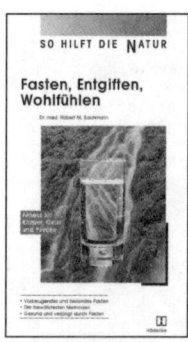
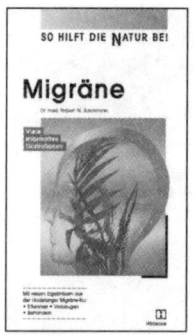
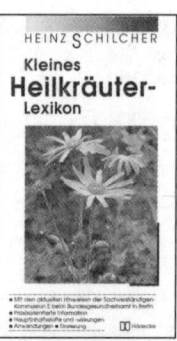
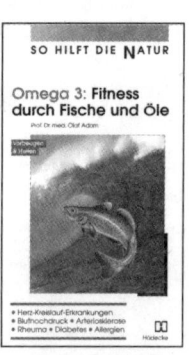
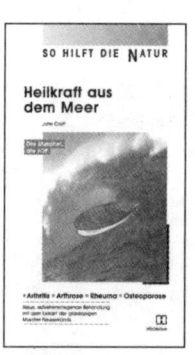
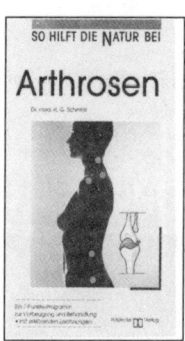